DU

SUC DE PERSIL

DANS LE TRAITEMENT

DE

L'URÉTHRITE AIGUË

OU

CHRONIQUE.

VERSAILLES. — IMPRIMERIE DE MARLIN,
AVENUE DE SAINT-CLOUD, N° 5.

DU
SUC DE PERSIL

DANS LE TRAITEMENT

DE

L'URÉTHRITE AIGUË

OU

CHRONIQUE,

SUIVI

DE QUELQUES AUTRES APPLICATIONS DES REMÈDES HOMÉOPATHIQUES
A LA GUÉRISON DES MALADIES SYPHILITIQUES.

Par MM. G.-T. DOIN,

DOCTEUR EN MÉDECINE,

ET

CH. LABURTHE,

DOCTEUR EN MÉDECINE, CHIRURGIEN-MAJOR AU 4e DE HUSSARDS, etc,

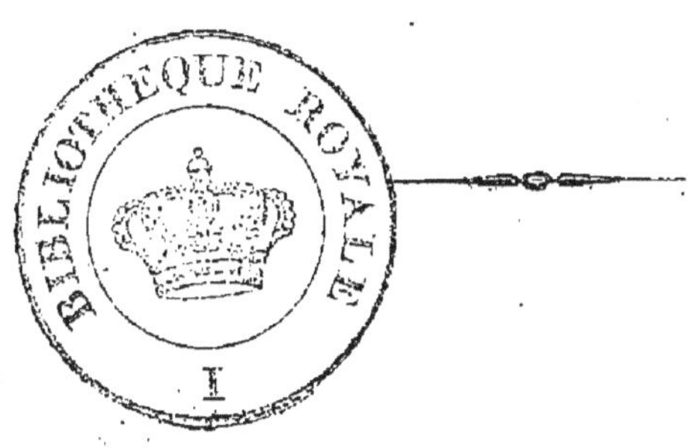

PARIS,

BAILLIÈRE, LIBRAIRE, RUE DE L'ÉCOLE DE MÉDECINE, N° 13 BIS.

| LYON, | GENÈVE, |
| BOHAIRE ET DADŒUF, LIBRAIRES. | CHERBULIEZ, LIBRAIRE. |

1835.

Une maladie des plus graves, qui pendant trois an-
nées m'avait retenu sur un lit de douleur et forcé à renoncer à la pratique de la médecine, avait été inutilement combattue par tous les moyens connus. Il ne me
restait plus qu'une espérance, c'est que la médecine
homéopathique parviendrait peut-être à la guérir, et vers
le commencement du printemps 1833, je me décidai à
partir pour l'Allemagne, et à aller y réclamer les soins
du célèbre Hahnemann. Cinq mois de séjour auprès de
ce grand homme dans la petite ville de Cœthen, et les
soins éclairés et tout-à-fait paternels qu'il me prodigua,
me débarrassèrent enfin de mes vives souffrances, et me
permirent de reprendre des études qui, depuis le mois
de mars 1830, m'étaient devenues tout-à-fait impossi-
bles. On conçoit aisément que le premier emploi que je
fis de ma santé fut de me livrer avec ardeur à l'étude
d'une médecine à laquelle j'en étais redevable. Tout l'hi-
ver de 1833 à 1834, comme l'été précédent, furent employés par moi sans relâche à me familiariser avec la
loi des semblables et la nouvelle pharmacopée homéopathique.

En avril 1834, je commençai à recevoir quelques malades dans la ville de Versailles, où le hasard m'avait conduit, et des succès aussi brillans qu'inespérés ne tardèrent pas à me convaincre de la supériorité de cette médecine, et à me donner une espèce de célébrité dans le petit cercle où mes cures avaient eu lieu.

Un médecin de l'hôpital militaire, M. le docteur Laburthe, chargé-du-service des vénériens et des galeux, désespéré de ne pouvoir guérir quelques uns des malades confiés à ses soins, désira chercher dans l'homéopathie des moyens curatifs que toutes les anciennes méthodes lui refusaient. Il vint me trouver, m'exposa son désir, et me fit connaître quelques uns des cas contre lesquels toutes ses tentatives avaient échoué. Je m'empressai de mettre à sa disposition tout ce que j'avais appris, soit en Allemagne, soit depuis mon retour en France. Les résultats de cette association furent des plus heureux, comme on pourra s'en convaincre par les Observations que nous publions aujourd'hui.

Ces premiers succès, qu'il était impossible d'attribuer à d'autres causes qu'à la puissance de l'homéopathie, décidèrent M. Laburthe à étendre sa pratique homéopathique. Depuis ce moment jusqu'au 18 octobre, époque où sa nomination de chirurgien-major au 4ᵉ de hussards, l'obligea de quitter l'hôpital militaire, plus de soixante malades furent soumis à des traitemens dirigés dans l'esprit de la belle et grande découverte d'Hahnemann. C'est le résultat de ces essais que nous soumettons à l'examen et aux méditations de tous les hommes qui pensent qu'un médecin est vraiment coupable lorsqu'il repousse sans examen toute nouvelle découverte dans l'art de guérir, quand il a reconnu d'ailleurs qu'avec la médecine telle qu'on l'enseigne dans nos écoles, il y a encore une foule de maladies incurables.

C'est aux médecins vraiment philantropes, à ceux qui gémissent de cette triste impuissance de l'art de guérir que nous adressons ces essais. Ceux-là bien certainement nous sauront gré de notre franchise ; ils rendront justice à nos intentions bien désintéressées ; ils profiteront, dans l'intérêt de l'humanité, de nos succès et de nos revers ; ils compléteront nos travaux que les événemens nous ont forcé d'interrompre ; ils ne nous jugeront enfin qu'après avoir mis à l'essai les nouvelles méthodes que nous leur indiquons. Quant à ceux qui voudraient repousser nos expériences sans se donner la peine de les vérifier ; qui nieraient nos succès par cela seul que nous les avons obtenus par des méthodes nouvelles et tout-à-fait en opposition avec les idées et les théories de l'école, ce n'est pas pour eux que nous avons écrit ce mémoire, et nous nous bornerons à les plaindre de leur aveuglement, et à faire des vœux pour qu'ils se livrent enfin à l'étude d'une médecine dont les succès sont assurés quand on l'étudie avec zèle, et qu'on l'expérimente de bonne foi.

Doin.

DU

SUC DE PERSIL

DANS LE TRAITEMENT

DE

L'URÉTHRITE AIGUË

OU

CHRONIQUE.

On lit dans les maladies chroniques d'Hahnemann, traduction de Jourdan, tome 1ᵉʳ, page 134, cette indication : « Le miasme des autres gonorrhées ordinaires paraît ne point pénétrer l'organisme entier, et ne faire qu'irriter localement les organes urinaires; les gonorrhées cèdent, soit à une dose de suc frais de persil, lorsque la fréquence des envies d'uriner en indique l'emploi, soit...; » et dans la première partie du Répertoire de Jarh, page 137 : PETROSELINUM, *gonorrhée ordinaire, avec envie continuelle, presque inutile, d'uriner.* Si l'on joint à ces renseignemens bien vagues, sans doute, quelques autres détails tirés des journaux homéopathiques allemands, et que nous donnerons plus loin, on aura à peu près tout ce qui a été jusqu'à ce jour publié sur l'emploi du suc de persil dans le traitement de l'uréthrite. C'est cependant d'après ces simples données que nous avons cherché à combattre une affection des plus opiniâtres, et qui, presque toujours fait le désespoir du malade et du médecin. Chargé du service des vénériens à l'hôpital de Versailles, l'un de nous voyant avec chagrin toute l'insuffisance et tout le danger des traitemens ordinaires, voulut vérifier jusqu'à quel point l'assertion d'Hahnemann, répétée par quelques uns de ses disciples, pouvait être fondée. Plus de soixante malades, dans les circonstances les plus variées, ont été soumis à l'usage du suc de persil, et en parcourant ces observations, on verra quel succès inespéré ce nouveau traitement a obtenu.

Le suc de persil, employé dans tous ces essais, a été préparé par un pharmacien de cette ville, M. Fremy, membre de l'académie royale de médecine, homme de conscience et de lumières, qui a bien voulu se livrer avec une patience scrupuleuse, à la préparation des médicamens homéopathiques, et auquel les médecins qui voudront faire des expériences sur la nouvelle doctrine médicale, et sur ses doses infinitésimales, pourront s'adresser en toute confiance pour obtenir, dans toutes les dilutions et sous toutes les formes, les médicamens dont ils auront besoin.

Le suc de persil que nous avons employé, est préparé de la manière la plus simple : la plante, au moment où elle va entrer en fleurs, est arrachée, nettoyée avec soin, et les feuilles en sont pilées;

le suc qu'on en exprime est placé dans un vase, et on le laisse reposer pendant vingt-quatre heures. Décanté le lendemain, on rejette toute la partie trouble qui s'était déposée au fond du vase, et la partie claire est mêlée avec son poids d'alcool rectifié à 40°. En cet état, ce suc peut être conservé pendant long-temps dans un endroit frais, sec et obscur, sans perdre aucune de ses qualités (1). C'est sous cette forme que nous l'avons constamment employé. Nous en versions deux ou trois gouttes sur la langue du malade, qui restait deux minutes sans parler et sans ouvrir la bouche, et auquel on recommandait de ne boire, de ne manger, ou de ne se rincer la bouche qu'une heure après. Le médicament était administré d'ailleurs toujours le matin à jeun.

Le régime que les médecins homéopathes imposent à leurs malades, et auquel on a voulu attribuer toutes les guérisons qu'on s'obstinait à refuser aux très petites doses, est d'une importance extrême pour le succès de tout traitement. Ce régime peut se généraliser ainsi : Ne pas prendre comme alimens les substances qui peuvent être employées comme médicamens. Or, cette interdiction ne porte guère que sur des assaisonnemens, comme le poivre, le vinaigre, le citron, le persil, etc., ou sur quelques alimens dont on peut aisément se passer, comme le café, le thé, le chocolat, l'oseille, etc. On conçoit en effet que le café,

______

(1) Bien qu'au bout de quelques jours cette préparation prenne la consistance d'une gelée, elle redevient liquide seulement à la chaleur de la main.

le thé, le poivre....., exercent une influence trop profonde, trop constante sur l'économie pour ne pas la modifier, et nous n'en voulons d'autre preuve que l'heureux emploi que des médecins habiles ont su en faire dans le traitement de quelques maladies graves. Quand on aura lu, du reste, tout ce qu'on peut faire avec deux gouttes de *suc de persil*, on concevra sans peine qu'il ne peut être indifférent d'employer le persil comme assaisonnement, et de l'ajouter à la plupart des alimens dont on fait habituellement usage. On sait d'ailleurs qu'il n'arrive jamais à l'homéopathie d'imposer à ses malades ces diettes si longues et si rigoureuses auxquelles on a souvent recours dans l'autre médecine, et qu'elle leur permet de manger à leur appétit, et de choisir les alimens qui leur conviennent le mieux.

Mais dans un hôpital militaire, où tous les malades sont soumis à un régime commun, et où le bouillon, qui fait la base de la nourriture, contient toujours du poivre, des poireaux, du céleri, des ognons, etc., il n'était pas facile de déterminer les hommes qu'on soumettait à l'usage du nouveau remède, à renoncer au bouillon, à la viande, aux légumes qu'on distribuait autour d'eux. Voilà cependant comment nous y sommes parvenus : quelques jours avant le moment où le suc de persil devait être administré, on donnait aux malades quart de pain matin et soir, portion de légumes et riz au lait et portion de lait; on augmentait quelquefois la portion de pain, et on permettait aussi l'usage des pruneaux. Par ce régime qui n'a, certes, pas

toujours été observé avec soin, comme on pourra
s'en convaincre par la lecture de quelques observations, les malades se trouvaient dans des circonstances convenables, et les guérisons ont été
presque toujours aussi promptes qu'inespérées.
On conçoit combien il sera facile, dans les hôpitaux militaires, de placer les hommes atteints
d'uréthrite dans les circonstances de régime les
plus convenables. Il suffira de faire faire un bouillon avec de la viande, de l'eau, du sel, du navet
et de la carotte seulement, et de n'ajouter aux légumes ni poivre, ni vinaigre, ni persil. Nous in-
sistons, du reste, sur la nécessité d'un régime qui
est aussi indispensable que peu coûteux.

En lisant les observations que nous consignons
ici, on reconnaîtra sans peine qu'une grande
inexpérience a présidé à plusieurs de ces traitemens, et que, dans une foule de cas, nous avons,
sans motifs raisonnables, et par la seule crainte
d'échouer, multiplié les doses de suc de persil.

Une autre raison qui a souvent engagé celui
d'entre nous qui faisait le service de l'hôpital, à
répéter les doses de remède, même quand la maladie s'améliorait, et que probablement elle se serait guérie promptement sous la seule influence
d'une ou tout au plus de deux doses, c'est l'impa-
tience de quelques malades, qui, habitués à prendre ou à voir prendre le baume de copahu à
énorme dose, à voir faire des injections, à voir appliquer des sangsues, ne pouvaient pas concevoir
qu'on pût les guérir avec une ou deux gouttes qui
n'avaient rien de nauséabond, et demandaient avec

instance qu'on voulût bien au moins leur en faire prendre plus souvent, et menaçaient de renoncer à leur régime. De tels inconvéniens, que nous étions les premiers à déplorer, ne se présenteront pas dans un service où le régime ne sera pas une privation, et où tous les malades seront, sans exception aucune, soumis à un traitement par les doses infiniment petites.

Nous avons pris toutes les précautions qui dépendaient de nous pour nous assurer que les malades étaient complètement guéris au moment de leur sortie. On verra que nous les avons gardés presque tous plusieurs jours après que tous les symptômes avaient disparu, et qu'on leur a fait prendre un ou deux grands bains. Quand un écoulement gonorrhéique n'est que suspendu, quand la cause qui l'a fait naître et l'entretient n'a pas entièrement cessé, un bain tiède fait reparaître cet écoulement avec une promptitude et une abondance remarquables. On peut donc avec raison croire à une guérison entière, lorsque cette épreuve n'a fait reparaître aucun symptôme. Chaque malade était en outre soumis à des visites multipliées, soit le jour, soit la nuit, et à des heures variées. Nous devons ici remercier MM. les chirurgiens de garde de la complaisance qu'ils ont mise à seconder celui d'entre nous qui se livrait à ces expériences.

Jamais nous n'avons laissé sortir un malade qui présentât à l'extérieur quelque symptôme d'infection, quand bien même l'écoulement avait complètement disparu. Nous n'accordions la permission de sortir qu'à ceux dont la verge avait repris toute sa flaccidité et sa souplesse, dont le méat n'était ni collé par une mucosité, ni rouge, ni béant; dont le canal ne présentait ni tension, ni dureté; qu'à ceux enfin dont les organes génitaux étaient dans l'état normal.

Malgré toutes ces précautions, il n'est pas douteux que plus d'un malade nous aura trompés et sera sorti avant sa complète guérison; mais ce ne sera bien certainement que le très petit nombre, et il n'en restera pas moins évident que le suc de persil guérit sûrement et promptement un grand nombre d'uréthrites.

Nous avons rangé en deux classes les divers cas d'uréthrites que nous avons eu à combattre. Dans la première que nous donnons ici, où l'on en compte 29, nous avons placé toutes celles qu'on peut appeler aiguës, c'est-à-dire dans lesquelles il ne s'est pas écoulé plus d'un mois entre l'infection et le commencement du traitement par le suc de persil. On verra dans ces Observations que le maximum du traitement a été de 52 jours, et le minimum de 9 environ, ou en d'autres termes, que la moyenne proportionnelle de la durée du traitement a été de vingt-huit jours trois heures, ce qui est déjà moindre que les traitemens ordinaires, et ce qu'on peut encore diminuer au moins de quatre jours, terme moyen du temps pendant lequel nous avons cru devoir garder les malades à l'hôpital, alors même que, chez eux, tous les symptômes avaient disparu.

—◦◦◦—

1ʳᵉ SÉRIE. — URÉTHRITES AIGUËS.

1ʳᵉ OBSERVATION.

D....., soldat au 22ᵉ de ligne, atteint en 1850 d'une uréthrite qui a été guérie à l'hôpital militaire de Lille par trois potions composées de baume de copahu, fut attaqué d'une affection semblable dans les premiers jours de juin 1834. L'écoulement avait paru quatre jours après l'infection. D.... n'entra à l'hôpital que le 6 juillet. Prurit dans le canal, picotement pendant et après l'émission des urines ; écoulement vert et épais pendant les huit premiers jours, clair ensuite ; érections douloureuses.

15 Août, administration de deux gouttes de suc de persil ; dix heures après, diminution dans l'écoulement.

17 Août, il ne reste plus qu'un léger suintement.

Le malade sort le 24 août parfaitement guéri. Il y avait alors cinq jours et demi que l'écoulement avait entièrement disparu.

2ᵉ OBSERVATION.

Ar...., au 43ᵉ de ligne, atteint d'uréthrite au commencement d'août ; quatre jours après l'infection, sentiment de picotemens, d'élancemens pruriteux à la partie antérieure et supérieure du canal, ardeur au méat ; le septième jour, écoulement blanc, épais, fréquentes envies d'uriner ; ardeur en urinant, et surtout immédiatement après l'émission des urines ; érections fréquentes et douloureuses, phlogose du méat et du gland.

17 Août, entrée à l'hôpital, après huit jours de maladie.

19 Août, deux gouttes de suc de persil.

23 Août, l'écoulement a beaucoup diminué, la phlogose a disparu.

26 Août, il n'y a plus qu'un peu d'humidité aqueuse dans le canal, tous les autres symptômes ont disparu.

29 Août, le malade sort parfaitement guéri.

3ᵉ OBSERVATION.

D'O...., au 43ᵉ de ligne, a été atteint d'une uréthrite légère dans les premiers jours d'août; deux jours après l'infection, prurit léger, écoulement blanc, clair et peu abondant.

12 Août, le malade entre à l'hôpital.

15 Août, administration de deux gouttes de suc de persil.

19 Août, le malade assure qu'il est guéri, on ne remarque plus aucun symptôme.

27 Août, le malade sort parfaitement guéri; il retourne dans ses foyers avec un congé absolu de service.

4ᵉ OBSERVATION.

Bro...., au 22ᵉ de ligne, a été atteint d'uréthrite au commencement de juillet; trois jours après l'infection, ardeur à la partie antérieure du canal; le lendemain écoulement blanc, clair; ardeur au méat pendant l'émission des urines; phlogose et gonflement du méat et du gland. Après l'émission des urines le malade rend quelques gouttes de sang.

18 Juillet, le malade est entré à l'hôpital.

19 Août, pendant toute une journée le malade a rendu des urines sanguinolentes. Administration de deux gouttes de suc de persil.

23 Août, l'écoulement est réduit à un suintement muqueux clair, moins de picotemens en urinant, moins de

phlogose au méat et au gland, pollutions pendant la nuit.

26 Août, un peu d'humidité aqueuse, cessation de la douleur et des érections.

28 Août, l'humidité du canal est à peine sensible, tous les autres symptômes ont disparu.

31 Août, le malade sort complètement guéri.

5ᵉ OBSERVATION.

Pe...., au 43ᵉ de ligne, atteint d'uréthrite au commencement de juillet; huit jours après l'infection, écoulement épais et blanc.

21 Juillet, entrée à l'hôpital au vingt-unième jour de sa maladie.

31 Août, l'usage des émolliens, et de onze potions de baume de copahu, administrées à deux reprises différentes, n'a amené aucun changement notable. Trois gouttes de suc de persil.

3 Septembre, l'écoulement a déjà diminué, il est un peu plus épais.

9 Septembre, tous les symptômes ont entièrement disparu.

16 Septembre, le malade sort complètement guéri; on lui a fait prendre un grand bain quelques jours avant sa sortie.

6ᵉ OBSERVATION.

Br...., soldat au 1ᵉʳ régiment d'artillerie, a été atteint d'uréthrite dans les premiers de juillet. Six jours après l'infection, picotement et prurit dans le canal, ardeur en urinant. Dix jours après, l'écoulement est blanc, épais et peu abondant.

Le 9 août, administration de deux gouttes de suc de persil.

Le 13, diminution de l'écoulement. L'écoulement est épais, et donne cinq à six gouttes après chaque émission d'urine. Dans ce moment le malade éprouve aussi un violent prurit à la fosse naviculaire.

Le 19, l'écoulement a totalement cessé, les urines sont blanches; le malade est sorti parfaitement guéri le 25 août.

Par erreur, ce malade a pris deux doses de suc de persil en trois jours, le 9 et le 12.

7ᵉ OBSERVATION.

Gi...., au 22ᵉ de ligne, a été atteint d'uréthrite au commencement de juillet. Trois jours après l'infection, prurit, chaleur brûlante et picotement dans le canal, écoulement vert, épais et abondant.

4 Août, le malade entre à l'hôpital, l'écoulement est blanc, un peu moins épais, mais toujours abondant. Phlogose du méat et du gland; picotemens dans la fosse naviculaire après l'émission des urines.

9 Août, administration de deux gouttes de suc de persil.

14 Août, l'écoulement est plus blanc, moins abondant et moins épais, la phlogose du méat a diminué, les érections ont cessé.

19 Août, il ne reste plus qu'un suintement clair et muqueux.

20 Août, tous les symptômes ont disparu.

28 Août, le malade sort complètement guéri.

8ᵉ OBSERVATION.

Mor...., au 43ᵉ de ligne, atteint vers la fin de juillet d'uréthrite et d'un chancre sur la verge.

12 Août, le malade entre à l'hôpital, il est au quin-

zième jour de son affection. On le soumet à l'usage intérieur du deuto-chlorure de mercure et de frictions
mercurielles pour combattre le chancre. On lui fait
prendre aussi six potions de baume de copahu pour
suspendre l'écoulement ; le chancre a cédé facilement,
mais l'uréthrite a persisté.

4 Septembre, l'écoulement est vert et abondant, picotemens dans le canal, fréquentes envies d'uriner, sensation de brûlure après l'émission des urines, phlogose
du méat et du gland ; deux gouttes de suc de persil.

9 Septembre, l'écoulement paraît diminué, la couleur verte est moins prononcée.

13 Septembre, écoulement plus clair, moins de phlogose au méat et au gland, urine claire ; les érections ont
cessé d'être douloureuses.

17 Septembre, l'écoulement est plus clair, il est moins
abondant lorsque le malade reste couché.

20 Septembre, le malade assure qu'il est guéri.

23 Septembre, le malade sort complètement guéri.

9ᵉ OBSERVATION.

Off...., au 22ᵉ de ligne, a été atteint d'uréthrite au
commencement de juillet. Cinq jours après l'infection,
prurit, sensation d'une chaleur vive dans le canal ; écoulement verdâtre, abondant et épais ; picotemens en urinant ; gonflement des glandes inguinales des deux côtés.

5 Août, le malade entre à l'hôpital.

7 Août, écoulement blanc, épais, abondant ; picotemens en urinant, phlogose de l'orifice du canal et du
gland, érections douloureuses.

9 Août, administration de deux gouttes de suc de
persil.

14 Août, l'écoulement a diminué, il est plus clair,
l'ouverture du canal et le gland sont moins rouges ; pen-

dant la nuit le malade a eu une érection, et à son réveil il a rendu quelques gouttes de sang.

18 Août, le malade prend un bain (1).

19 Août, l'écoulement est un peu plus abondant.

25 Août, il n'y a plus qu'un suintement aqueux, les érections ne sont plus accompagnées de douleurs.

28 Août, tous les symptômes ont disparu.

29 Août, le malade sort parfaitement guéri.

10e OBSERVATION.

Bo...., au 43e de ligne, a été atteint d'uréthrite au commencement d'août ; cinq jours après l'infection, picotemens dans la partie antérieure du canal, écoulement vert pendant les premiers jours.

12 Août, le malade entre à l'hôpital.

15 Août, écoulement clair et abondant, très fréquentes envies d'uriner pendant quatre jours, le malade rend peu d'urines chaque fois ; érections douloureuses pendant la nuit, phlogose et picotemens du méat ; administration de deux gouttes de suc de persil.

19 Août, écoulement plus clair et moins abondant, les picotemens ont diminué, la phlogose du méat et du gland est presque nulle.

23 Août, urines filamenteuses comme si elles étaient mêlées de pus. Cessation des érections, légère douleur à la fosse naviculaire, urine trouble, l'écoulement a considérablement diminué.

28 Août, l'écoulement a presque entièrement disparu, très peu de douleur à la fosse naviculaire, urines citrines.

---

(1) Ce bain fut prescrit sans réflexion, parce qu'on avait peu d'habitude du traitement homéopathique. Il ne paraît pas cependant avoir retardé la guérison.

3o Août, il existe à peine trace d'humidité dans le canal.

1er Septembre, le malade assure qu'il est guéri depuis quatre jours.

6 Septembre, le malade sort parfaitement guéri, malgré un grand bain qu'on lui a fait prendre, pour être plus certain de sa guérison.

11e OBSERVATION.

Fa...., au 31e de ligne, a été atteint d'une uréthrite au commencement de juillet; le 13 juillet, six jours après l'infection, prurit, chaleur brûlante et picotemèns dans le canal, écoulement vert, épais et abondant, fréquentes envies d'uriner pendant plusieurs jours.

28 Juillet, entré à l'hôpital; écoulement clair, blanc, un peu moins abondant, phlogose du méat et du gland.

9 Août, administration de deux gouttes de suc de persil.

14 Août, l'écoulement est moins abondant et plus clair, il n'y a plus de picotemens pendant l'émission des urines, la phlogose du méat a diminué.

23 Août, l'amélioration a lieu graduellement.

26 Août, tous les symptômes ont disparu.

1er Septembre, le malade sort parfaitement guéri.

12e OBSERVATION.

Bo...., au 43e de ligne, atteint d'uréthrite au commencement de septembre; trois jours après l'infection, douleur cuisante dans la moitié supérieure du canal en urinant; peu de temps après, écoulement vert, épais et très abondant; fréquentes envies d'uriner; phlogose du méat et d'une partie du gland; érections douloureuses.

17 Septembre, Bo...... entre à l'hôpital: il est malade depuis huit jours.

25 Septembre, quatre gouttes de suc de persil.

27 Septembre, l'écoulement a un peu diminué, fréquentes envies d'uriner, mais avec un peu moins de douleur; urines troubles et déposant une mucosité puriforme, érections très douloureuses, quelques légères coliques depuis le 25.

29 Septembre, érections très douloureuses, urines troubles et déposant une mucosité qui adhère fortement aux parois du vase.

1er Octobre, l'écoulement et les douleurs ont un peu diminué. Une seconde dose de suc de persil.

3 Octobre, les urines continuent a déposer beaucoup. L'écoulement a augmenté.

4 Octobre, prurit dans le canal, encore quelques érections douloureuses, coliques, constipation.

7 Octobre, tous les symptômes ont diminué, aucune douleur en urinant, les urines ne déposent plus depuis deux jours.

9 Octobre, l'écoulement a encore diminué, mais il reste quelques érections douloureuses.

15 Octobre, il n'y a plus qu'un léger suintement aqueux.

18 Octobre, en quittant l'hôpital, nous avons laissé ce malade parfaitement guéri; il devait sortir le lendemain.

13e OBSERVATION.

R...., au 31e de ligne, a été atteint d'une uréthrite vers le 12 juillet.

Le 17, sentiment de chaleur, de prurit dans le canal, picotement après avoir uriné, écoulement de couleur verte mêlé de blanc; fréquentes envies d'uriner pendant quatre jours; forte phlogose de l'orifice du canal et du gland.

Le 3 août, administration de deux gouttes de suc de persil.

Le 9, l'écoulement est moins abondant, moins épais, moins de douleur et de picotemens dans le canal; les érections ont diminué et sont moins douloureuses.

Le 17, les picotemens en urinant ont disparu; urines blanches.

Le 22, suintement aqueux, cessation de toute espèce de douleur.

Le 24, tous les symptômes ont disparu.

Le 2 septembre, le malade sort parfaitement guéri.

14e OBSERVAVION.

Bar...., au 1er hussards, atteint d'uréthrite à la fin de juillet; huit jours après l'infection, chaleur, prurit et picotemens dans le canal; écoulement jaune clair, phlogose du méat et du gland, fréquentes envies d'uriner, érections très douloureuses pendant les six premiers jours.

Bar.... a été atteint, en 1828, de deux gonorrhées et d'un bubon pour lesquels on ne lui a point fait suivre de traitement mercuriel.

6 Août, le malade entre à l'hôpital; au neuvième jour de son affection, on le soumet au traitement commun; il prend successivement sept potions de baume de copahu; l'écoulement diminue d'abondance et de consistance, mais ne cesse pas.

25 Août, deux gouttes de suc de persil.

28 Août, l'écoulement diminue, il est plus clair, les érections sont moins douloureuses.

1er Septembre, les érections et la douleur ont cessé.

3 Septembre, suintement à peine trouble.

13 Septembre, le malade assure qu'il est guéri; il ne reste plus aucun symptôme. On donne un grand bain.

20 Septembre, le malade sort complètement güéri.

15ᵉ OBSERVATION.

Ro...., au 43ᵉ de ligne, atteint d'uréthrite au commencement d'août, sept jours après l'infection, écoulement, ardeur en urinant, érections très douloureuses.

10 Août, Ro.... entre à l'hôpital, il y a dix jours qu'il est malade, on le soumet au traitement commun ; les tisanes émollientes, et cinq potions de copahu, diminuent un peu l'écoulement sans le faire cesser.

31 Août, phlogose du méat et du gland, écoulement épais et abondant, tension du canal, érections douloureuses.

1ᵉʳ Septembre, trois gouttes de suc de persil.

3 Septembre, l'écoulement est plus abondant, douleur vive dans le canal, érections douloureuses avec sensation de brûlure à la fosse naviculaire.

5 Septembre, l'écoulement est plus clair, douleur en commençant d'uriner, sept à huit érections douloureuses chaque nuit.

7 Septembre, écoulement plus clair, les érections sont encore fréquentes la nuit et le matin ; elles sont suivies d'élancemens dans le canal.

9 Septembre, moins de douleur et moins d'érections.

13 Septembre, l'écoulement a beaucoup diminué, il y a très peu d'érections, elles ont été très pénibles pendant huit jours.

15 Septembre, le mieux continue.

17 Septembre, les érections ont cessé.

19 Septembre, léger suintement muqueux ; la phlogose a disparu.

23 Septembre, tous les symptômes ont cessé. Un grand bain.

27 Septembre, le malade est complètement guéri.

Nous avons rencontré ce malade le 25 octobre, rien n'avait reparu.

16e OBSERVATION.

Ce...., au 43e de ligne, a été atteint d'uréthrite vers le milieu de juillet ; deux jours après l'infection, chaleur dans le canal en urinant ; le lendemain, écoulement ver- -dâtre, épais et très abondant ; fréquentes envies d'uri- ner ; le malade rend peu d'urine chaque fois ; pendant deux jours, à la fin de chaque émission, les urines sont un peu mêlées de sang.

12 Août, le malade entre à l'hôpital, il y a un mois qu'il est malade ; il a déjà eu deux autres gonorrhées qui ont été traitées par le baume de copahu.

15 Août, deux gouttes de suc de persil.

19 Août, l'écoulement est plus clair et moins abon- dant.

26 Août, l'écoulement est plus abondant depuis la veille, parce que le malade a pris du bouillon gras. Deux nouvelles gouttes de suc de persil.

28 Août, écoulement un peu moins abondant que le 25, urines blanches.

1er Septembre, écoulement blanc.

7 Septembre, l'écoulement diminue, il devient trans- parent, rougeur au méat et au gland.

13 Septembre, tous les symptômes ont disparu ; le malade assure qu'il est guéri.

16 Septembre, il y a quelques jours qu'on a fait pren- dre un bain au malade, et il sort aujourd'hui en parfaite santé.

17e OBSERVATION.

La...., au 43e de ligne, atteint d'uréthrite à la fin de juillet ; quatre jours après l'infection, écoulement épais et blanc, picotemens et prurit dans le canal, pendant et après l'émission des urines, érections douloureuses, surtout pendant les premiers jours.

16 Août, le malade entre à l'hôpital au vingtième jour de son affection.

19 Août, deux gouttes de suc de persil.

23 Août, l'écoulement semble diminuer.

26 Août, écoulement très-épais, blanc et fort peu abondant ; absence totale de douleur et d'érections.

30 Août, l'écoulement est à peine sensible.

4 Septembre, il n'y a plus qu'un léger suintement muqueux.

12 Septembre, le malade sort guéri.

18e OBSERVATION.

Te...., au 43e de ligne, atteint d'uréthrite, à la fin de juillet ; trois jours après l'infection, écoulement blanc et abondant ; point de douleur pendant ou après l'émission des urines ; érections douloureuses avec picotemens pendant la nuit ; phlogose du méat.

10 Août, entré à l'hôpital au douzième jour de maladie.

15 Août, deux gouttes de suc de persil.

17 Août, écoulement moins abondant, moins épais ; les picotemens du canal et les érections ont diminué.

23 Août, l'écoulement est plus clair, il n'y a plus de picotemens.

30 Août, suintement aqueux, absence complète de douleur.

1er Septembre, l'écoulement est redevenu plus abondant.

5 Septembre, le malade a été surpris faisant entrer des vivres ; il est envoyé pour quelques jours aux consignés.

15 Septembre, le malade assure qu'il est guéri depuis plusieurs jours, tous les symptômes ont disparu.

19 Septembre, le malade sort complètement guéri.

19ᵉ OBSERVATION.

Ou..... au 22ᵉ de ligne, atteint d'uréthrite vers le milieu de juillet ; deux jours après l'infection, sensation de chaleur dans le canal, picotemens avec léger prurit pendant plusieurs minutes après avoir uriné, écoulement vert, épais et abondant pendant la nuit, fréquentes envies d'uriner, érections douloureuses.

5 Août, le malade entre à l'hôpital au dix-huitième jour de son affection.

9 Août, deux gouttes de suc de persil.

14 Août, l'écoulement est moins abondant, moins épais, les picotemens après avoir uriné ont diminué ainsi que la phlogose du méat et du gland.

19 Août, l'écoulement a encore diminué, il est clair et transparent, les érections douloureuses ont cessé.

26 Août, écoulement clair, aqueux ; absence complète de douleur.

30 Août, le malade assure qu'il est guéri, cependant il reste encore un léger suintement.

3 Septembre, le suintement est à peine sensible, on donne un grand bain.

16 Septembre, il est complètement guéri depuis plusieurs jours.

20ᵉ OBSERVATION.

Pu....., au 43ᵉ de ligne, atteint d'uréthrite vers le milieu d'août ; peu de jours après l'infection ; écoulement vert, épais, très abondant, picotemens en urinant, rougeur inflammatoire du méat et d'une partie du gland, quelques érections douloureuses pendant la nuit. Ce malade a déjà eu une uréthrite qui a été bien guérie.

21 Août, Pu.... entre à l'hôpital ; il est malade depuis huit jours.

25 Août, trois gouttes de suc de persil.

28 Août, l'écoulement est plus clair et moins abondant ; il n'y a plus de douleur en urinant ; quelques érections douloureuses ; urines blanches.

30 Août, urines rouges, quelques gouttes de sang après chaque émission ; en urinant et après avoir uriné, ardeur à la partie antérieure du canal.

1er Septembre, fréquentes envies d'uriner ; le malade rend peu d'urine à la fois ; les urines sont mêlées de sang et de matière puriforme qui déposent au fond du vase ; douleur dans les aines, érections douloureuses, peu de sommeil, constipation.

3 Septembre, l'écoulement diminue, il est plus clair, le malade urine sans éprouver de douleur, toujours des érections douloureuses.

5 Septembre, l'écoulement est plus abondant.

7 Septembre, l'écoulement a encore augmenté, le malade a pris du bouillon ; il ne rend plus de sang ; pour la seconde fois, trois gouttes de suc de persil.

11 Septembre, douleur dans toute l'étendue du canal, élancemens après avoir uriné, tension du canal et érections très douloureuses, application de douze sangsues au périné, dont on laisse saigner pendant vingt minutes les piqûres dans un bain de siége.

17 Septembre, pour la troisième fois, trois gouttes de suc de persil.

19 Septembre, écoulement blanc moins abondant, urines claires et citrines.

25 Septembre, l'écoulement devient clair, ce n'est plus guère qu'un suintement, les érections doulou-

reuses et les douleurs en urinant ont cessé ; urines blanches.

25 Septembre, tous les symptômes ont à peu près disparu ; en pressant fortement le canal, on en fait sortir une très petite goutte de mucus entraînant quelques filamens coagulés ; urines blanches et un peu troubles.

27 Septembre, urines filamenteuses.

29 Septembre, on n'aperçoit plus rien. Un grand bain.

2 Octobre, le malade sort guéri.

21ᵉ OBSERVATION.

Fra...., au 43ᵉ de ligne, atteint d'uréthrite vers le milieu de juillet ; sept jours après l'infection, sensation du prurit et de chaleur dans le canal en urinant, chaleur et douleur depuis le gland jusqu'au fond du canal ; douleur brûlante, puis cuisante après avoir uriné ; écoulement fort abondant, fréquentes envies d'uriner pendant trois jours, érections douloureuses la nuit ; phlogose du méat et d'une partie du gland ; urines mêlées de sang.

12 Août, Fra.... entre à l'hôpital au vingtième jour de sa maladie.

15 Août, deux gouttes de suc de persil.

19 Août, écoulement un peu plus clair, moins de douleur.

23 Août, une nouvelle dose de suc de persil.

28 Août, l'écoulement a presque entièrement disparu.

3 Septembre, le malade a fait usage de bouillon ; l'écoulement est revenu blanc, mais peu abondant. Une troisième dose de suc de persil.

10 Septembre, tous les symptômes ont disparu.

23 Septembre, le malade sort guéri.

22ᵉ OBSERVATION.

Reb....., au 1ᵉʳ d'artillerie, atteint d'uréthrite au commencement d'août; deux jours après l'infection, sensation de chaleur et de picotemens dans le canal en urinant, écoulement épais et verdâtre.

12 Août, Reb.... entre à l'hôpital au dixième jour de sa maladie.

16 Août, vifs picotemens avec sensation de chaleur en urinant, et surtout immédiatement après avoir uriné; phlogose du méat et d'une partie du gland; érections douloureuses; écoulement très abondant, épais et vert; deux gouttes de suc de persil.

19 Août, l'écoulement est plus clair et moins abondant.

23 Août, moins de douleur en urinant; la nuit dernière, il y a eu encore des érections douloureuses.

26 Août, l'écoulement est blanc et moins consistant; urine mêlée de sang.

28 Août, le malade ne rend plus de sang; urines citrines. Encore quelques érections douloureuses, l'écoulement n'a point changé; une seconde dose de suc de persil (5 gouttes).

30 Août, l'écoulement est plus clair et moins abondant.

5 Septembre, quelques gouttes de sang en urinant; moins de phlogose au méat.

7 Septembre, le malade rend du sang coagulé chaque fois qu'il urine; quelques douleurs dans le canal après l'émission des urines; les érections ont cessé; l'écoulement est clair, mais il continue.

11 Septembre, trois gouttes de suc de persil.

15 Septembre, l'écoulement est un peu moins abondant. Le malade rend du sang depuis deux jours.

17 Septembre, application au périné de douze sangsues, dont on laisse saigner abondamment les piqûres dans un bain de siége. La phlogose du méat a cessé; une quatrième dose de suc de persil.

19 Septembre, l'écoulement est moins abondant, absence complète des douleurs et des érections.

21 Septembre, il n'y a plus qu'un léger suintement aqueux et transparent.

23 Septembre, un grand bain.

26 Septembre, le malade sort guéri.

23e OBSERVATION.

Be...., au 43e de ligne, atteint d'uréthrite au commencement d'août; cinq jours après l'infection, écoulement jaune, épais, abondant; prurit après avoir uriné, dans la partie antérieure du canal, surtout à la fosse naviculaire; point d'érections; forte phlogose du méat et du gland. En 1832, Be.... a gardé pendant dix mois une uréthrite malgré plusieurs traitemens.

19 Août, il entre à l'hôpital au quinzième jour de son affection.

21 Août, deux gouttes de suc de persil.

26 Août, l'écoulement est moins abondant, moins épais et moins jaune, aucune douleur en urinant.

28 Août, l'écoulement est clair, mais plus abondant.

1er Septembre, l'écoulement a un peu diminué; urines blanches, absence complète de douleur et d'érection.

7 Septembre, l'écoulement est devenu vert.

9 Septembre, l'écoulement s'arrête de temps en temps, mais il reparaît bientôt; tantôt clair, tantôt épais. Une deuxième dose de suc de persil.

13 Septembre, l'écoulement est plus abondant, surtout pendant la journée; prurit à la partie supérieure du canal, urines citrines, absence de douleur et d'érections.

15 Septembre, en pressant le canal on fait encore sortir cinq à six gouttes de mucus puriforme ; les urines sont citrines et troubles ; elles laissent déposer une matière puriforme ; suc de persil pour la troisième fois (trois gouttes).

19 Septembre, l'écoulement semble rester stationnaire ; le malade, interrogé, affirme que sa première uréthrite n'a jamais disparu complètement. Les urines continuent à être troubles et à déposer.

21 Septembre, même état. Quatre gouttes de suc de persil.

23 Septembre, l'écoulement a sensiblement diminué ; il faut presser fortement le canal pour en faire sortir quelques gouttes. L'écoulement est quelquefois clair, mais bientôt après, il reprend de la densité.

25 Septembre, les urines sont toujours troubles et continuent à déposer.

27 Septembre, l'écoulement diminue sensiblement.

29 Septembre, le mieux se soutient ; une cinquième dose de suc de persil.

30 Septembre, il ne reste plus qu'une humidité transparente dans le canal. Un grand bain.

1er Octobre, tous les symptômes ont disparu.

2 Octobre, le malade sort complètement guéri.

25 Octobre, nous avons rencontré ce malade qui a continué jusqu'à ce jour à se bien porter.

24e OBSERVATION.

Gauth..., au 43e de ligne, atteint d'uréthrite au commencement d'août ; six jours après l'infection, sentiment de prurit et de chatouillement avec chaleur brûlante dans la moitié supérieure du canal ; cuisson pendant et après l'émission des urines ; sentiment de brûlure au col de la vessie qui oblige à y porter la main ; phlogose du méat et du gland ; écoulement blanc et très épais.

9 Août, le malade entre à l'hôpital au huitième jour de son affection.

15 Août, écoulement jaune et très abondant ; fréquentes envies d'uriner, vives douleurs dans le canal en urinant ; cuissons picotantes en rendant la dernière goutte d'urine, érections ; deux gouttes de suc de persil.

17 Août, tous les symptômes ont un peu diminué ; l'écoulement a pris une teinte verdâtre.

19 Août, les érections ont cessé d'être douloureuses ; pollution abondante la nuit dernière ; transpiration très abondante ; le malade s'est trouvé mal en allant aux lieux ; une seconde dose de suc de persil.

23 Août, les urines sont rendues sans douleur ; écoulement clair, peu abondant pendant le jour, plus épais le matin au réveil.

26 Août, l'écoulement diminue ; moins de phlogose au méat.

30 Août, l'écoulement, qui avait presque entièrement disparu le 28, réparaît aujourd'hui assez abondamment, il n'est pas accompagné de douleur.

1er Septembre, écoulement clair.

5 Septembre, écoulement verdâtre et abondant ; le malade a fait des écarts de régime, il a fait usage de bouillon.

7 Septembre, pour la troisième fois, trois gouttes de suc de persil.

11 Septembre, l'émission des urines est douloureuse depuis deux jours, et suivie de quelques gouttes de sang ; érections douloureuses, fréquentes envies d'uriner ; les urines déposent abondamment une matière purulente.

15 Septembre, l'écoulement est moins abondant ; les

urines amènent moins de sang ; elles laissent encore déposer un mucus abondant, puriforme, filant, tenace et d'une odeur fétide.

17 Septembre, les symptômes diminuent ; le méat est encore rouge.

21 Septembre, tout a cessé. Un grand bain.

27 Septembre, le malade sort guéri.

Nous avons vu ce malade le 25 octobre, rien n'avait reparu.

25ᵉ OBSERVATION.

Defa...., au 22ᵉ de ligne, atteint d'uréthrite dans le courant de juillet ; quatre jours après l'infection, sensation de prurit, de picotemens et de chatouillement dans le canal ; écoulement vert, épais et très abondant, douleur en urinant : ce malade a été atteint, en 1832, d'une uréthrite qui a été parfaitement guérie.

5 Août, Defa.... entre à l'hôpital au quinzième jour de sa maladie.

15 Août, deux gouttes de suc de persil.

19 Août, l'écoulement est plus limpide et moins abondant, l'émission des urines et les érections sont moins douloureuses.

26 Août, à la suite d'un grand bain, le malade a eu un accès de fièvre ; le soir il a été saigné par le chirurgien de garde ; l'écoulement est revenu assez abondamment.

28 Août, l'écoulement continue. Une deuxième dose de suc de persil.

3 Septembre, l'écoulement est plus clair et moins abondant.

5 Septembre, écoulement blanc.

15 Septembre, suintement légèrement trouble.

19 Septembre, suintement aqueux et transparent.

23 Septembre, tous les symptômes ont disparu. Un grand bain.

27 Septembre, le malade sort guéri.

26ᵉ OBSERVATION.

Gue...., au 13ᵉ léger, atteint d'uréthrite dans le courant de juillet ; quatre jours après l'infection , sensation de prurit , de picotemens dans le canal après avoir uriné ; phlogose du méat et du gland.

1ᵉʳ Août , le malade entre à l'hôpital au huitième jour de son affection.

9 Août , deux gouttes de suc de persil.

15 Août , l'écoulement est plus épais et moins abondant ; la veille, le malade a rendu quelques gouttes de sang ; l'écoulement est fétide et sanguinolent, les urines déposent une matière blanche et muqueuse.

26 Août , trois gouttes de suc de persil ; dix heures après , diarrhée ; l'écoulement est plus abondant.

30 Août, l'écoulement est blanc, mais il y a douleur dans toute la longueur du canal.

1ᵉʳ Septembre, urines mêlées de sang.

3 Septembre , de temps en temps , les urines sont mêlées de filamens coagulés ; il n'y a plus de douleur. Une troisième dose de suc de persil.

5 Septembre , écoulement blanc et moins abondant ; depuis deux jours , les douleurs et les érections ont complètement cessé.

9 Septembre , un grand bain.

15 Septembre , depuis quelques jours, l'écoulement ne paraît qu'à certains momens de la journée ; une quatrième dose de suc de persil.

21 Septembre, il n'y a plus dans le canal qu'une humidité transparente.

24 Septembre , le malade sort guéri.

27e OBSERVATION.

Gu..., au 43e de ligne, est entré à l'hôpital le 10 août; il était atteint d'uréthrite depuis environ quinze jours. Six jours après l'infection, écoulement épais, blanc, très abondant; vif picotement en rendant les dernières gouttes d'urine; urines mêlées de quelques gouttes de sang; phlogose au méat et au gland; érections douloureuses. Une douleur vive et continue dans le canal détermine à poser des sangsues au périnée.

19 Août, deux gouttes de suc de persil.

23. Écoulement épais, moins de picotemens et d'érections.

26. L'écoulement est moins abondant, les érections ont cessé.

30. Le mieux continue; urines troubles et blanches.

5 Septembre, l'écoulement est plus clair.

7. Malgré plusieurs représentations bienveillantes, le malade continuant à faire sans cesse des écarts de régime, on cesse le traitement homéopathique et on le soumet au traitement commun.

27. Les tisanes émollientes, sept potions de baume de copahu n'ont amené aucun changement dans la quantité et la consistance de l'écoulement.

Le malade ayant demandé à revenir au traitement homéopathique, et promis plus de docilité, on lui donne quatre gouttes de suc de persil. L'écoulement est épais, blanc et abondant; il n'y a ni douleurs, ni érections.

29. Écoulement abondant et limpide.

1er Octobre, l'écoulement diminue et devient plus clair.

4. Deux gouttes de suc de persil.

7. L'écoulement est moins épais et un peu plus vert.

3

9. L'écoulement est clair, transparent et peu abondant.

13. Le mieux se soutient.

15. Le malade affirme qu'il est guéri. Un grand bain.

17. Le malade sort complètement guéri.

28ᵉ OBSERVATION.

D...., soldat au 31ᵉ de ligne, entré le 28 juillet 1834, atteint depuis trois mois d'une uréthrite. L'écoulement a paru peu de jours après l'infection. Écoulement verdâtre, sentiment de chaleur, prurit dans le canal; fréquentes envies d'uriner, quelques érections douloureuses.

Le 3 août, administration de deux gouttes de suc de persil.

Le 9 août, peu d'écoulement.

Le 10, l'écoulement a disparu. Boutons pointus et saillans sur la poitrine et les épaules; absence d'érections.

Du 14 au 19, le canal est à peine humide.

Le 20, suintement un peu plus fort.

Le 21, administration de deux gouttes de suc de persil.

Le 22, tout a cessé.

Le malade est sorti le 28 août parfaitement guéri.

29ᵉ OBSERVATION.

Ch...., au 2ᵉ cuirassiers, atteint d'uréthrite dans le courant de juillet; il a été traité pendant vingt jours à l'infirmerie du régiment, par les tisanes émollientes et le baume de copahu qu'il a pris pendant huit jours de suite; ce traitement a diminué l'écoulement sans le faire cesser. Trois jours après l'infection, Ch.... a ressenti de la chaleur dans le canal pendant et après l'émission des urines ; écoulement vert, épais et abondant ; phlogose du méat et d'une partie du gland.

16 Août, le malade entre à l'hôpital au vingt-neuvième jour de son affection.

19 Août, trois gouttes de suc de persil.

26 Août, l'écoulement a diminué, il est moins épais et moins vert, la phlogose du méat et la douleur du canal sont moins vives.

30 Août, les urines sont filamenteuses et laissent déposer une matière puriforme, ardeur en urinant à la fosse naviculaire.

3 Septembre, douleur pendant et après l'émission des urines. Depuis deux jours, après avoir uriné, le malade rend quelques gouttes de sang, l'écoulement est plus clair ; une deuxième dose de suc de persil.

13 Septembre, il y a un mieux marqué ; il ne reste plus dans le canal qu'une humidité muqueuse.

19 Septembre, suintement aqueux ; troisième dose de suc de persil.

23 Septembre, tous les symptômes ont cessé ; suintement clair et aqueux.

25 Septembre, même état.

29 Septembre, le suintement continue, mais il est plus trouble. Une quatrième dose de suc de persil.

3 Octobre, on n'aperçoit plus qu'un peu d'humidité sans couleur. Deux grands bains le 5 et le 7 octobre.

10 Octobre, le malade sort complètement guéri.

Dans une seconde série, où l'on en compte vingt-deux, nous avons placé toutes les Observations d'uréthrites chroniques que nous avons eu occasion de soigner. Par chroniques, nous entendons toutes celles où il s'est écoulé plus d'un mois entre l'infection et le moment où l'on a commencé à administrer le suc de persil ; cette division est bien arbitraire sans doute, et l'on ne voit guère en effet quelle différence peut exister entre une uréthrite de vingt-neuf jours et une de trente-un ; mais toutes les classifications nosographiques ne sont-elles pas sujettes aux mêmes inconvéniens. Cette distinction d'ailleurs n'est pas sans quelque utilité pour le traitement, puisque le suc de persil agit bien plus rapidement et à bien moindre dose dans les uréthrites qui sont déjà anciennes. La durée moyenne d'un traitement dans les uréthrites aiguës a été de vingt-quatre jours environ ; dans les chroniques elle a été à peine de vingt jours.

2ᵉ SÉRIE. — URÉTHRITES CHRONIQUES.

3oᵉ OBSERVATION.

Ja...., au 9ᵉ dragons, atteint d'uréthrite vers le commencement de juillet ; sept jours après l'infection, écoulement vert, épais, abondant ; phlogose du méat et du gland, surtout dans les premiers jours ; élancemens brûlans dans la moitié supérieure du canal, ardeur à l'orifice de l'urètre pendant l'émission des urines.

12 Août, Ja.... entre à l'hôpital ; il est malade depuis un mois.

16 Août, deux gouttes de suc de persil.

19 Août, écoulement plus clair et moins abondant.

23 Août, absence de toute douleur.

26 Août, l'écoulement est à peine sensible. Urines citrines.

30 Août, le malade assure qu'il est guéri ; il ne reste plus qu'un léger suintement transparent et aqueux.

6 Septembre, l'écoulement est un peu plus abondant et blanc ; cette espèce de rechute peut être attribuée à ce que ce malade a pris un grand bain à notre insu. Le malade a la fièvre depuis trois jours.

7 Septembre, l'écoulement a diminué, éruption de boutons à la face, au cou, etc. C'est une varioloïde légère qui parcourt toutes ses périodes en deux jours.

Ja.... a été vacciné très jeune ; malgré cette complication l'écoulement a totalement disparu, et le malade est sorti de l'hôpital le 28 septembre, dix-huit jours après la disparution de tous les symptômes.

31ᵉ OBSERVATION.

Ch....., au 2ᵉ cuirassiers, atteint d'uréthrite vers le milieu de juillet.

Quatre jours après l'infection, écoulement blanc, épais ; quelques jours après, cet écoulement devient verdâtre ; ardeur en urinant à la partie antérieure du canal, cuissons pendant les érections.

Traité d'abord à l'infirmerie du régiment, il y a pris pendant dix jours de suite une cuillerée à bouche de baume de copahu ; ce moyen a seulement diminué un peu l'écoulement ; mais dès qu'on en a suspendu l'usage, l'écoulement est revenu avec phlogose du méat et du gland.

19 Août, le malade entre à l'hôpital au trente-cinquième jour de sa maladie ; écoulement blanc, épais, abondant, légère cuisson dans le canal en urinant. Deux gouttes de suc de persil.

21 Août, l'écoulement a beaucoup diminué, et il est plus clair.

23 Août, l'écoulement est presque nul.

28 Août, tous les symptômes ont disparu, mais le malade se plaint d'un violent mal de tête. On lui pratique une saignée du bras.

29 Août, le malade assure qu'il est complètement guéri.

9 Septembre, le malade sort de l'hôpital, et sa guérison n'a point été troublée par l'usage d'un grand bain.

32ᵉ OBSERVATION.

Pi...., au 1ᵉʳ d'artillerie, atteint d'uréthrite vers la fin d'août ; deux jours après l'infection, gonflement et phlogose du gland ; le quatrième jour écoulement blanc, épais, très abondant ; douleur brûlante en urinant, et cuisante après avoir uriné ; érections légèrement douloureuses. Vers le septième jour il est survenu une ballanite avec phlogose d'une partie du prépuce ; l'épiderme de la base du gland a été légèrement excorié.

7 Octobre, le malade entre à l'hôpital.

9 Octobre, deux gouttes de suc de persil.

11 Octobre, l'écoulement a presque entièrement cessé, l'inflammation du gland a beaucoup diminué.

13 Octobre, il ne reste plus qu'un suintement transparent, la ballanite est guérie.

15 Octobre, tous les symptômes ont cessé.

18 Octobre, le malade sort parfaitement guéri.

33ᵉ OBSERVATION.

Bi...., au 45ᵉ de ligne, atteint d'uréthrite au commencement de juillet. Quatre jours après l'infection, violente chaleur, picotemens et prurit dans le canal, ardeur dans la moitié supérieure du canal en urinant; écoulement vert, épais et très abondant. Érections fréquentes et très douloureuses; léger engorgement des testicules. Ce malade a été atteint en 1829 d'un chancre à la verge, pour lequel il a subi un traitement mercuriel, d'abord à Saint-Omer, ensuite à Givet; il a été bien guéri. En 1831, il a eu une uréthrite qui a cédé aussi à un traitement convenable.

16 Août, Bi..... entre à l'hôpital; il est malade depuis un mois et demi.

22 Août, deux gouttes de suc de persil.

26 Août, l'écoulement a considérablement diminué. Les douleurs ont cessé.

3 Septembre, l'écoulement persiste. Une seconde dose de suc de persil.

13 Septembre, la plupart des symptômes ont disparu.

19 Septembre, le malade a fait quelques écarts de régime; il est revenu un suintement louche presque blanchâtre.

21 Septembre, une troisième dose de suc de persil.

23 Septembre, l'écoulement a presque cessé.

25 Septembre, on n'aperçoit plus rien. Grand bain.

27 Septembre, le malade sort parfaitement guéri.

34ᵉ OBSERVATION.

Br...., au 43ᵉ de ligne, atteint d'uréthrite au commencement de juillet; il a été traité sans succès pendant un mois à l'hôpital de Rennes par les tisanes émollientes et le copahu. Vingt-quatre heures après l'infection, écoulement abondant, verdâtre et épais, sensation de picotemens en urinant; sentiment de brûlure tout le long du canal; fréquentes envies d'uriner; le malade rend pþu d'urine chaque fois, avec de très vives douleurs; phlogose du méat et du gland.

21 Août, Br.... entre à l'hôpital, il est malade depuis un mois et demi.

23 Août, écoulement abondant, érections non douboureuses.

25 Août, trois gouttes de suc de persil.

28 Août, écoulement clair et moins abondant; les érections et les douleurs en urinant ont cessé; urines blanches et claires.

30 Août, écoulement tantôt limpide, tantôt coagulé.

3 Septembre, écoulement peu abondant et coagulé.

7 Septembre, écoulement filamenteux mêlé aux urines le matin; absence de douleurs et d'érections.

13 Septembre, l'écoulement est faible, mais il continue.

17 Septembre, une deuxième dose de suc de persil.

23 Septembre, écoulement louche et filant.

25 Septembre, il n'y a plus qu'une humidité transparente le matin et en pressant le canal; dans la journée, on ne remarque qu'une pellicule mince au méat.

1er Octobre, les symptômes ont presqu'entièrement disparu; il n'y a plus qu'un très léger suintement un peu trouble.

3 Octobre, un grand bain.

9 Octobre, rien n'a reparu. Le malade sort complétement guéri.

35e OBSERVATION.

Gu...., au 43e de ligne, atteint d'uréthrite à la fin de juillet; six jours après l'infection, écoulement épais, blanc, abondant; picotement vif après avoir uriné, urine mêlée de quelques gouttes de sang; érection douloureuse pendant la nuit.

10 Août, le malade entre à l'hôpital au quinzième jour de son affection ; il ressent constamment une douleur si vive dans toute l'étendue du canal, qu'on lui fait appliquer quinze sangsues au périnée.

19. Deux gouttes de suc de persil.

23. Écoulement blanc et épais le matin, plus clair dans le courant de la journée ; moins de picotemens dans le canal, moins d'érections.

30. L'écoulement a toujours été en diminuant. Urine trouble et blanche.

7 Septembre, l'écoulement a reparu plus violent que jamais. Gu.... a été surpris recevant des vivres du dehors. On le met au traitement commun ; il prend successivement sept potions de baume de copahu, mais ce traitement n'améliore point sa position.

29 Septembre, l'écoulement est toujours abondant, quoiqu'un peu moins épais. Gu... demande avec instance à revenir au traitement homéopathique, et promet cette fois de suivre le régime avec exactitude. Deux gouttes de suc de persil.

1er Octobre, l'écoulement est moins abondant et moins épais.

4. Deuxième dose de suc de persil.

7. Écoulement faible, plus limpide, mais tachant encore le linge.

9. Suintement aqueux, absence complète de douleurs et d'érections.

13. Comme le même suintement persiste, une troisième dose de suc de persil.

15. Tous les symptômes ont disparu, et l'on n'aperçoit plus aucune trace de suintement, même après un grand bain.

17. Le malade sort complètement guéri.

56ᵉ OBSERVATION.

Co....., à la 5ᵉ compagnie du train des équipages, atteint d'uréthrite dans le courant de juin. Quatre jours après l'infection, sentiment de vive douleur brûlante dans le canal, surtout vers son extrémité supérieure; brûlure en urinant; écoulement verdâtre, épais, abondant; érections douloureuses pendant la nuit.

19 Août, Co.... entre à l'hôpital. Il y a deux mois qu'il est malade. En ce moment l'écoulement est clair et peu abondant.

21 Août, trois gouttes de suc de persil.

23. Tous les symptômes ont diminué.

26. Le malade urine avec plus de facilité.

15 Septembre, l'écoulement, qui avait presqu'entièrement disparu, est assez abondant depuis quelques jours; épais le matin, il devient aqueux dans le courant de la journée. La verge est chaude.

17. Le malade assure qu'il est guéri; cependant le méat est encore rouge.

25 Septembre, le malade répète constamment qu'il ne voit plus rien; cependant chaque fois qu'on presse le canal, on en fait sortir une très petite goutte d'un liquide transparent et aqueux. On lui prescrit un grand bain.

27. Suintement muqueux.

29. Écoulement légèrement trouble.

1ᵉʳ Octobre, une seconde dose de suc de persil.

3. Suintement muqueux.

7. Il ne sort plus qu'un peu d'humidité claire.

11. Le malade affirme qu'il n'aperçoit plus rien; cependant, comme il y a plus de quatre mois que cet écoulement persiste, on croit devoir donner une troisième dose de suc de persil.

13. Le malade a pris successivement deux grands bains. On ne retrouve plus aucune trace d'écoulement.

14. Le malade sort parfaitement guéri.

37ᵉ OBSERVATION.

B...., au 31ᵉ de ligne, a été atteint d'une uréthrite à la fin de mai 1834. Deux jours après l'infection, sentiment de chaleur vive dans le canal, écoulement verdâtre abondant, phlogose de l'orifice du canal et du gland, fréquentes envies d'uriner, urines mêlées de sang pendant deux jours.

Entré à l'hôpital le 11 juillet.

Le 3 août, administration de deux gouttes de suc de persil.

Le 9, l'écoulement a diminué et est moins épais ; urines blanches.

Le 14 août, tout a disparu ; depuis deux jours, il n'y a plus ni écoulement, ni douleur, ni érections.

Le 29 août, le malade est sorti parfaitement guéri.

38ᵉ OBSERVATION.

Mau...., au 22ᵉ de ligne, atteint d'uréthrite vers le commencement de juillet ; quatre jours après l'infection, cuisson et brûlure dans le canal en urinant, prurit à la partie supérieure du canal ; trois jours après, écoulement épais, vert et abondant.

Mau.... a été traité inutilement pendant un mois à l'infirmerie du régiment, par les tisanes émollientes et le baume de copahu que ce malade a pris huit jours de suite.

7 Août, le malade entre à l'hôpital après plus d'un mois de maladie ; on le soumet au traitement commun ; il a pris des tisanes émollientes et six potions de baume

de copahu. L'écoulement a diminué, mais n'a point cessé.

11 Septembre, écoulement épais, vert et abondant; picotemens avec prurit à la fosse naviculaire en urinant, érections fréquentes, douleur à la racine de la verge, léger engorgement oblong à droite du pubis. Deux gouttes de suc de persil.

13 Septembre, l'écoulement est moins épais et moins abondant. Les érections ne sont plus douloureuses.

17 Septembre, il faut presser fortement le canal pour en faire sortir une très petite goutte de mucosité.

19 Septembre, le malade assure qu'il est guéri; tous les symptômes ont cessé. Un grand bain.

22 Septembre, le malade sort parfaitement guéri.

39° OBSERVATION.

Per...., au 2° carabiniers, atteint d'uréthrite vers le milieu de mai; trente-quatre jours après l'infection, sentiment de cuisson et d'ardeur pendant et après l'émission des urines, ardeur violente à la partie antérieure de l'urètre. Écoulement blanchâtre et peu abondant; forte phlogose du méat et du gland, fréquentes envies d'uriner, surtout pendant la nuit. Depuis trois ans, les urines sortent difficilement et forment deux jets. Per.... a eu, en 1829, une uréthrite et des ulcères à la verge.

4 Juin, le malade entre à l'hôpital au vingt-unième jour de son affection; il a été soumis d'abord au traitement commun, boissons émollientes, sangsues, deutochlorure de mercure, seize potions de baume de copahu, un vésicatoire sur le trajet du canal, entretenu pendant plus d'un mois : tous ces moyens n'ont pu réussir à arrêter l'écoulement.

21 Août, écoulement blanc, épais, et peu abondant, surtout pendant le jour.

Per... a rendu beaucoup de sang par les urines dans les premiers jours de sa maladie. On lui fait flairer l'esprit de camphre.

22 Août, trois gouttes de suc de persil.

23 Août, le malade croit avoir remarqué que les urines sont sorties avec plus de facilité ; picotemens après l'émission des urines, écoulement plus abondant.

28 Août, urines troubles, filamenteuses ; les urines coulent plus aisément : irritation au scrotum ; le malade croit ressentir une tumeur vers le milieu du canal.

1er Septembre, chaleur assez forte dans tous les organes urinaires, les urines amènent chaque fois une matière coagulée et filamenteuse.

3 Septembre, l'écoulement est plus abondant.

13 Septembre, depuis quelques jours, il n'y a plus qu'un suintement aqueux ; les urines sortent plus aisément : elles sont filamenteuses, et laissent déposer une assez grande quantité de mucosités puriformes.

17 Septembre, les urines sont claires.

19 Septembre, l'écoulement est blanc, mais assez abondant. Trois gouttes de suc de persil.

21 Septembre, il y a un mieux marqué.

23 Septembre, suintement transparent.

25 Septembre, les urines amènent de nouveau des filamens coagulés.

29 Septembre, même état. Deux gouttes de suc de persil.

3 Octobre, tous les symptômes ont cessé.

9 Octobre, le malade sort guéri.

40e OBSERVATION.

Val..., au 53e de ligne, atteint d'uréthrite vers le commencement de juin ; cinq jours après l'infection ; écoulement vert, épais, fort prurit dans le canal, et ardeur brûlante à la partie antérieure de l'urètre en urinant ; érections douloureuses.

26 Août, Val... entre à l'hôpital, il y a deux mois et demi qu'il est malade ; il a déjà fait usage de plusieurs doses de copahu, qui ont diminué l'écoulement sans le faire cesser.

30 Août, élancemens avec prurit dans la partie antérieure et supérieure du canal, écoulement blanchâtre, peu abondant, phlogose du méat et d'une partie du gland. Deux gouttes de suc de persil.

3 Septembre, les érections douloureuses ont cessé.

5 Septembre, l'écoulement est moins abondant. Le malade ne souffre plus en urinant.

13 Septembre, écoulement blanc et abondant, urines troubles, absence complète de douleur et d'érections.

17 Septembre, un peu de prurit dans le canal.

19 Septembre, l'écoulement a considérablement diminué.

23 Septembre, il n'y a plus qu'un peu d'humidité aqueuse, claire.

25 Septembre, un grand bain.

27 Septembre, le malade sort guéri.

41° OBSERVATION.

Vic....., au 1ᵉʳ de hussards, atteint d'uréthrite à la fin de mai ; il a été traité sans succès à l'infirmerie du régiment par les boissons émollientes, le baume de copahu continué pendant douze jours, les injections d'acétate de plomb et de sulfate de cuivre.

15 Août, Vic.... entre à l'hôpital, il est malade depuis deux mois et dix-sept jours.

19 Août, l'écoulement n'est pas très abondant, il est

épais et blanc, point de douleurs dans le canal. Deux gouttes de suc de persil.

23 Août, l'écoulement diminue, il est moins consistant.

26 Août, l'écoulement est plus épais depuis hier, mais on a peine à en faire sortir une goutte en pressant le canal.

28 Août, l'écoulement est plus consistant.

3 Septembre, l'écoulement est clair.

5 Septembre, suintement transparent, aqueux, à peine sensible.

10 Septembre, le malade n'aperçoit plus rien, et n'ose croire à sa guérison. Il demande à rester quelques jours encore.

28 Septembre, il sort parfaitement guéri.

42ᵉ OBSERVATION.

Vi...., au 1ᵉʳ hussards, atteint d'uréthrite vers la fin de mai. Vingt-quatre heures après l'infection, écoulement blanc, clair, sensation de picotemens à la fosse naviculaire, douleur en urinant, érections douloureuses ; le malade a été traité sans succès à l'infirmerie du régiment par les tisanes émollientes, les potions de baume de copahu et les injections d'acétate de plomb.

7 Août, le malade entre à l'hôpital après deux mois et demi de maladie.

21 Août, trois gouttes de suc de persil.

24 Août, l'écoulement est moins abondant, moins épais et moins blanc.

26 Août, l'écoulement diminue ; il y a pendant la nuit une pollution qui a beaucoup fatigué le malade.

28 Août, pendant les deux derniers jours l'écoulement a été plus abondant.

30 Août, l'écoulement est à peine sensible ; l'orifice

du canal est fermé par une pellicule de mucus coagulé ; chatouillement pruriteux à la partie supérieure et antérieure du canal ; légère tension du canal.

Le 3 septembre, deux gouttes de suc de persil.

13 Septembre ; l'écoulement est plus clair et moins consistant. Les douleurs et les érections ont cessé.

15 Septembre, l'écoulement a beaucoup diminué, mais il continue.

17 Septembre, pour la troisième fois, deux gouttes de suc de persil.

23 Septembre, le malade assure qu'il est guéri, tous les symptômes ont disparu. On donne un grand bain.

27 Septembre, le malade sort complètement guéri.

43ᵉ OBSERVATION.

Ma..., au 1ᵉʳ de hussards, atteint d'uréthrite au commencement de juin ; trois jours après l'infection, écoulement jaune, épais et abondant.

24 Juin, le malade entre à l'hôpital au vingtième jour de son affection. L'usage des tisanes émollientes et de dix potions de baume de copahu n'amènent qu'une légère diminution dans l'écoulement.

4 Septembre, l'écoulement continue.

5 Septembre, deux gouttes de suc de persil.

7 Septembre, l'écoulement a diminué, mais il est verdâtre et consistant.

13 Septembre, écoulement moins épais.

15 Septembre, l'écoulement devient clair et transparent.

17 Septembre, le malade assure qu'il est guéri ; tous les symptômes ont disparu. On donne un grand bain.

19 Septembre, le malade sort parfaitement guéri.

44ᵉ OBSERVATION.

Br...., à la 1ʳᵉ compagnie du train des équipages, atteint d'uréthrite au commencement de juin dernier; trois jours après l'infection, prurit à l'entrée du canal, ardeur et chaleur en urinant, envies fréquentes d'uriner, très peu d'urine à la fois; écoulement vert, épais et assez peu abondant.

11 Juin, entrée du malade au dixième jour de son affection.

31 Août, depuis son entrée à l'hôpital, Br.... a été soumis au traitement commun; il a pris successivement dix-huit potions de baume de copahu. L'écoulement a diminué, mais n'a jamais cessé complètement, et en ce moment il est clair, blanchâtre et peu abondant. Quatre gouttes de suc de persil.

3 Septembre, l'écoulement est plus clair et moins abondant.

7. Suintement muqueux à peine sensible. Le soir, éruption de boutons sur la face, le cou et la poitrine.

9. Le malade porte aux deux bras des cicatrices de vaccine, et pourtant on ne peut méconnaître une éruption varioloïde qui parcourt ses périodes avec régularité, et dont les boutons se dessèchent du septième au neuvième jour.

28 Septembre, depuis le 7 on n'a plus revu aucune trace d'écoulement, et le malade sort aujourd'hui complètement guéri, et de son uréthrite et de sa maladie éruptive.

45ᵉ OBSERVATION.

Ri...., au 1ᵉʳ hussards, atteint d'uréthrite dans le courant de mai; cinq jours après l'infection, écoulement blanc, clair et peu abondant.

En 1833, Ri.... a eu une gonorrhée qui a été traitée par des moyens peu rationnels. Des chancres sur le gland ont succédé immédiatement à la suppression de l'écoulement ; ces chancres n'ont cédé qu'à un traitement mercuriel complet.

24 Août, Ri.... entre à l'hôpital au troisième mois de sa maladie.

26 Août, deux gouttes de suc de persil.

30 Août, l'écoulement a diminué ; il faut presser le canal pour en faire sortir une goutte de mucosité.

5 Septembre, il n'y a plus ni douleur, ni érection.

9 Septembre, suintement transparent et aqueux.

11 Septembre, suintement un peu trouble.

15 Septembre, le même suintement persiste. Une deuxième dose de suc de persil.

19 Septembre, tous les symptômes ont disparu.

24 Septembre, le malade sort guéri.

46ᵉ OBSERVATION.

Tri...., au 31ᵉ de ligne, avait depuis long-temps une uréthrite chronique, qui diminua beaucoup par l'usage de plusieurs potions de baume de copahu, à l'hospice de Tours ; mais après sa sortie, le voyage et l'usage du vin chaud firent reparaître l'écoulement ; c'est dans cet état qu'il s'exposa à une nouvelle infection.

Le 15 juillet 1834, trois jours après, prurit et picotemens dans le canal, phlogose du méat et du gland ; fréquentes envies d'uriner, le malade rend peu d'urine chaque fois ; écoulement vert, épais et abondant.

28 Juillet, le malade entre à l'hôpital ; écoulement blanc, épais et abondant, léger picotement en urinant, érections douloureuses.

9 Août, administration de deux gouttes de suc de persil.

14 Août, écoulement moins abondant, moins épais, très peu de picotemens.

19 Août, l'écoulement est plus clair, sans douleur ; les érections ont cessé.

24 Août, il n'y a plus qu'un léger suintement muqueux ; le méat et le gland sont dans l'état normal.

25 Août, tous les symptômes ont disparu.

1er Septembre, le malade sort parfaitement guéri.

47e OBSERVATION.

Ne...., au 7e chasseurs, a été atteint d'uréthrite vers le milieu d'avril. Cinq jours après la contagion, écoulement verdâtre, épais et très abondant, cuissons en urinant, rougeur du méat et du gland.

20 Avril, le malade entre à l'hôpital ; pendant les cinq premières semaines, ce malade a été en proie à une fièvre intermittente quotidienne, et pendant tout ce temps, les urines ont été constamment mêlées de sang. Le malade a été soumis ensuite à un traitement antiphlogistique ; il a fait usage de boissons émollientes, on lui a appliqué plusieurs fois des sangsues ; enfin, il a pris successivement jusqu'à douze potions de baume de copahu, sans qu'aucun de ces moyens ait pu faire cesser l'écoulement.

21 Août, deux gouttes de suc de persil. Diminution sensible de tous les symptômes. Aggravation marquée pendant deux jours, et enfin amélioration telle que le 1er septembre il n'y a plus qu'un peu d'humidité aqueuse dans le canal.

3 Septembre, le malade assure qu'il est guéri, on ne remarque plus de trace de l'affection.

9 Septembre, le malade sort parfaitement guéri, et aucune trace d'écoulement ne s'est représentée, même à la suite d'un grand bain qu'on lui a fait prendre.

48ᵉ OBSERVATION.

Po...., au 1ᵉʳ carabiniers, atteint d'uréthrite vers le milieu d'avril; deux jours après l'infection, écoulement subit, fréquentes envies d'uriner; le malade rend avec difficulté très peu d'urine chaque fois; après l'émission des urines, élancemens brûlans qui persistent pendant cinq minutes au moins.

4 Mai, le malade entre à l'hôpital; il y a quinze jours qu'il est infecté; écoulement jaunâtre, très abondant, très épais, phlogose du méat et du gland.

Malgré l'usage des boissons émollientes, d'un vésicatoire entretenu pendant un mois sur le trajet du canal, et de douze potions de baume de copahu, la maladie n'a pas sensiblement diminué; l'écoulement est blanc, peu abondant, et sort en filamens blanchâtres mélangés aux urines.

19 Août, trois gouttes de suc de persil.

26 Août, l'écoulement avait disparu pendant un jour et demi, mais il a reparu épais, coagulé, et en filamens que les urines entraînent en sortant.

28 Août, il n'y a plus qu'un peu d'humidité aqueuse dans le canal.

30 Août, le malade va bien, mais il a éprouvé pendant deux jours une douleur assez vive avec un léger gonflement à la base de la verge.

1ᵉʳ Septembre, le malade assure qu'il est guéri.

10 Septembre, le malade sort en parfaite santé.

49ᵉ OBSERVATION.

Dol...., au 5ᵉ de ligne, a été atteint d'uréthrite vers le milieu d'avril dernier; six jours après l'infection, étant en voyage, il ressentit des douleurs assez vives dans le canal, et le soir il se déclara un écoulement blanc, épais, très abondant ; ardeur et picotemens à la partie supérieure du canal, pendant et après l'émission des urines ; fréquentes envies d'uriner, très peu d'urine chaque fois ; phlogose du méat et d'une partie du gland.

20 Juillet, le malade entre à l'hôpital au troisième mois de son affection. On le soumet à l'usage des tisanes émollientes et du baume de copahu, dont il prend successivement sept potions. Sous l'influence de ce traitement, l'écoulement avait beaucoup diminué, mais chaque fois qu'on cessait le copahu, ce qu'on fut obligé de faire plusieurs fois, à cause de l'état de faiblesse du malade, l'écoulement revenait presque aussi abondant qu'au moment de l'entrée.

31 Août, trois gouttes de suc de persil.

3 Septembre, écoulement blanc, plus abondant le matin que dans la journée.

5 Septembre, écoulement épais, peu abondant le matin avant d'uriner, clair dans la journée ; cessation des douleurs et des érections.

7 Septembre, tous les symptômes ont disparu, il ne reste plus qu'un peu d'humidité dans le canal.

12 Septembre, le malade assure qu'il est guéri ; on lui fait prendre un grand bain.

16 Septembre, le malade sort en parfaite santé.

50ᵉ OBSERVATION.

Val..., au 6ᵉ cuirassiers, atteint de chancres à la verge et d'uréthrite vers le milieu d'avril ; ce malade n'est entré à l'hôpital que le 14 juillet, après trois mois de maladie. Pendant les premiers temps on lui a administré quatre doses de liqueur, et quatre frictions mercurielles, qui ont fait disparaître les chancres ; mais six doses de

baume de copahu n'ont point arrêté, ni même sensiblement diminué l'écoulement.

2 Septembre, trois gouttes de suc de persil.

6 Septembre, l'écoulement est blanc et moins abondant.

13 Septembre, il faut presser fortement le canal pour
en faire sortir une goutte d'écoulement ; les urines sont
troubles, et laissent déposer une matière muqueuse et
blanche.

19 Septembre, le malade assure qu'il est guéri ; il ne
reste plus qu'un suintement muqueux à peine sensible.
Un grand bain.

23 Septembre, le malade sort guéri.

51ᵉ OBSERVATION.

Mar...., au 13ᵉ léger, est atteint depuis cinq mois
d'une uréthrite ; deux jours après l'infection, sentiment
d'ardeur violente et de prurit dans le canal, élancemens
brûlans pendant l'émission de l'urine ; le troisième jour,
écoulement très jaune, qui, un peu plus tard, devient
verdâtre, très abondant et très épais ; pendant trois ou
quatre jours les urines sont mêlées de sang, ardeur
avant d'uriner, phlogose du méat et du gland, érections
douloureuses.

Mar...., est resté cinquante-six jours à l'infirmerie du
régiment, où il a fait usage de tisanes émollientes et de
baume de copahu qui lui a occasionné une fièvre assez
intense pour déterminer son entrée à l'hôpital de Metz ;
il y est resté pendant deux mois ; il y a fait usage de
tisanes émollientes et d'injections avec l'acétate de
plomb et le vin aromatique ; il est sorti alors sans appa-
rence d'écoulement ; mais après trois jours de marche,
l'écoulement est revenu plus abondant que jamais. Le
malade ressentait alors une raideur dans le canal de l'u-

rètre, beaucoup plus douloureuse pendant les érections.

8 Août, le malade entre à l'hôpital. Écoulement blanc, clair, peu abondant. Il n'y a plus de douleur, ni pendant l'émission des urines, ni pendant les érections; l'usage des tisanes émollientes et de neuf potions de baume de copahu, n'ont amené aucun changement.

22 Août, deux gouttes de suc de persil.

28 Août, écoulement moins abondant et plus blanc.

29 Août, à cause de l'état de chronicité de la maladie, on croit devoir répéter le remède : trois gouttes de suc de persil.

30 Août, l'écoulement est moins abondant, mais un peu plus vert.

2 Septembre, il n'y a plus qu'un suintement aqueux.

8 Septembre, le malade sort complètement guéri.

52ᵉ OBSERVATION.

Be...., au 22ᵉ de ligne, atteint d'uréthrite vers le milieu de juillet; trois jours après l'infection, cuisson, vive sensation de brûlure dans le canal de l'urètre; écoulement vert, très épais, très abondant; fréquentes envies d'uriner avec douleurs vives dans le canal; sensation de chaleur au méat, érection très douloureuse; chancre près de l'ouverture du canal.

25 Juillet, Be.... entre à l'hôpital au huitième jour de sa maladie.

28 Août, il a fait usage de tisanes émollientes, de quelques doses de liqueur deuto-chlorure de mercure et de neuf potions de baume de copahu. Malgré ce traitement, l'écoulement persiste, il est abondant, clair et blanc. Il y a phlogose du méat et d'une partie du gland. Encore quelques érections douloureuses. Quatre gouttes de suc de persil. On répète ce médicament le 11 sep-

tembre, le 17 et le 7 octobre. Pendant la durée de ce traitement, l'écoulement a constamment diminué d'abondance et de densité ; les érections douloureuses ont disparu ; les urines ont déposé d'abord une mucosité puriforme, puis des filamens muqueux.

11 Octobre, il ne reste plus qu'un suintement aqueux.

13. Le malade assure qu'il est guéri.

15. On lui fait prendre un grand bain, et le 17 il sort complètement guéri.

Après avoir lu ces nombreuses Observations, qui toutes se terminent par une guérison dont rien, jusqu'à présent (1er décembre 1834), ne peut nous faire soupçonner la solidité ; on ne peut se refuser à cette première conséquence : c'est que le suc de persil guérit un grand nombre d'uréthrites avec autant de promptitude et bien moins d'inconvéniens que le baume de copahu qui passe pour le meilleur remède. On peut même dire que de ces expériences faites un peu au hasard, par un homme qui commençait seulement l'étude de l'homéopathie, il résulte un autre fait, c'est que le suc de persil peut être appliqué dans des cas bien plus nombreux qu'on ne l'a pensé jusqu'à présent, et que le plus grand nombre, si ce n'est même la totalité des uréthrites, peut être guérie par ce moyen aussi doux que peu coûteux. En effet, enhardi par quelques premiers succès tout-à-fait remarquables, celui de nous qui faisait le service à l'hôpital, finit bientôt par ne plus tenir compte des brèves indications données par Hahnemann et

Jahr, et il soumit tous les malades atteints d'uréthrite au traitement par le suc de persil. C'était
s'écarter sans doute des premiers principes de
l'homéopathie; c'était retomber dans tous les inconvéniens qui résultent des cadres nosologiques;
c'était regarder l'uréthrite comme une affection
toujours identique, quels que fussent d'ailleurs
les individus affectés, et les symptômes de la maladie; c'était enfin oublier cette vérité, que toutes
les maladies sont individuelles, qu'elles peuvent
avoir souvent entre elles une analogie marquée,
mais qu'elles ne sont jamais complètement semblables, qu'elles reçoivent ces différences et des
idiosyncrasies et de la diversité des causes et des
mille et une circonstances au milieu desquelles elles
naissent et se développent, et que le traitement
doit varier comme ces circonstances, si l'on veut
qu'il soit toujours aussi rapide, aussi innocent,
aussi durable.

Pourquoi, en effet, quelques malades ont-ils
exigé près de deux mois de traitement, et six à
huit doses de suc de persil, tandis que d'autres
guérissaient avec une seule dose et en huit jours
seulement? Abstraction faite de quelques écarts
de régime, il est bien évident que cette énorme
différence tient à la nature même de la maladie
que nous avions à combattre. Il n'en faudrait pour
preuve que ce que nos lecteurs remarqueront sans
peine, c'est-à-dire la longueur de la plupart des
traitemens des uréthrites aiguës et la rapidité avec
laquelle se sont guéries les uréthrites chroniques.
On peut donc conclure que cette affection, lors-

qu'elle est ancienne, quand elle compte plusieurs mois d'existence, trouve un spécifique presqu'assuré dans le suc de persil, tandis que lorsqu'elle est récente, elle résiste bien davantage, et exige plus de temps et la répétition des doses.

Il est bien évident aussi que le suc de persil, administré convenablement, fait cesser avec promptitude les érections douloureuses qui accompagnent beaucoup d'uréthrites. Dans les Observations citées, et notamment dans les numéros 14, 15, 33, 40, on voit ce symptôme si pénible disparaître dès la première nuit, et persister à peine pendant trois ou quatre jours. L'existence de ces érections est donc un motif déterminant pour recourir à l'emploi du suc de persil. Il en est de même des envies fréquentes d'uriner, lorsque chaque fois le malade ne rend qu'une très petite quantité d'urine, et lorsqu'il éprouve à la fosse naviculaire ou à l'extrémité du canal une cuisson violente, un vif sentiment de brûlure au moment où les dernières gouttes d'urine viennent à être rendues. Ce symptôme nous paraît être celui qui indique plus spécialement qu'on peut et qu'on doit recourir à l'emploi du suc de persil.

Wéber, dans sa matière médicale non encore traduite, a indiqué comme symptômes les plus marqués du suc de persil, administré chez l'homme en santé :

— Un besoin fréquent d'uriner produit par une irritation indolore de la fosse naviculaire.

— Légère cuisson à la fosse naviculaire après cinq jours.

— Fréquentes envies d'uriner produites par des picotemens et des démangeaisons à l'urètre, sans influence
sur la quantité ou la qualité de l'urine.

— Un léger tiraillement et une pression dans l'urètre
près de la fosse naviculaire pendant quelques minutes.

— Un tiraillement et un picotement dans l'urètre
derrière la fosse naviculaire, qui se change en points
lancinans après avoir uriné (au cinquième jour.)

— Un tiraillement comme par des gerçures à la fosse
naviculaire de derrière en avant.

— Un tiraillement à l'orifice de l'urètre hors le temps
d'uriner.

— Un prurit léger à l'isthme de l'urètre le matin dans
le lit (le neuvième jour).

— Une sécrétion d'un liquide lactiforme dans l'urètre
(le sixième jour.)

— Une légère cuisson à la fosse naviculaire en urinant (le cinquième jour.)

— Une forte pollution vers le matin.

A ces divers symptômes, nos observations nous
portent à penser qu'on peut joindre les suivans :

— Envies fréquentes d'uriner, avec émission d'une
très petite quantité d'urine chaque fois.

— Sensation de brûlure à l'extrémité du canal, immédiatement après avoir uriné.

— Picotement en urinant.

— Picotemens dans le canal de l'urètre pendant une
heure (le troisième jour).

— Picotemens à la partie antérieure du canal.

— Après chaque émission d'urine, il sort quelques
gouttes de sang.

— Après chaque émission d'urine, prurit et sensation

de brûlure à la fosse naviculaire et à l'extrémité du canal.

—Urines filamenteuses comme si elles étaient mêlées de pus.

—Les urines laissent déposer une mucosité blanchâtre, puriforme, adhérente au fond du vase, d'une odeur fétide.

— Urines sanguinolentes.

— Urines blanches.

— Urines blanches, troubles.

— Rougeur du méat urinaire.

— Rougeur et gouflement du méat et d'une partie du gland.

— Sentiment de raideur et de tension dans le canal.

— Érections longues et douloureuses pendant la nuit.

— Pollutions pendant la nuit.

— Chaleur dans toute la longueur du canal.

— Écoulement épais, verdâtre, qui augmente par le séjour au lit, et diminue ordinairement vers le soir.

— Écoulement clair, aqueux, tachant le linge.

— Tension dans les aines.

— Engorgement glandulaire léger dans les aines.

— Boutons saillans, rouges, pointus, douloureux, sur la poitrine et les épaules.

Du reste, nous ne donnons cette seconde liste qu'avec réserve ; le temps et les occasions nous ont manqué pour arriver à une certitude absolue. En la publiant, nous engageons les médecins qui voudront continuer et compléter nos expériences à ne les considérer que comme de simples renseignemens, jusqu'au moment où ils auront reconnu sur eux-mêmes que nous ne nous sommes pas trompés. Jusque là ces symptômes pourront au moins les aider à préciser les cas particuliers où le suc de persil peut être employé avec le plus de chances de succès. Nous engagerons aussi les expérimentateurs à ne recourir à ce médicament qu'avec la plus grande modération, quand l'inflammation se propage jusqu'à l'intérieur de la vessie, et surtout lorsqu'il y a une exsudation sanguine, que les urines sont sanguinolentes, ou qu'après les émissions d'urine le malade rend quelques gouttes de sang. En effet, un coup-d'œil jeté sur quelques unes de nos observations, et notamment sur les numéros 16, 20, 21, prouve que ce symptôme, qui n'est pas sans gravité, a été plusieurs fois exaspéré par l'usage du suc de persil, si même on ne peut présumer qu'il a été tout-à-fait déterminé, soit par une dose trop forte de ce remède, soit par des doses trop fréquemment répétées.

C'est probablement cet effet du suc de persil qui a fait penser aux praticiens allemands que ce remède ne devait être employé que lorsqu'il n'existait pas d'inflammation. C'est ainsi que Hartmann en parle dans la 2ᵉ édition de sa Thérapeutique, tome 2, page 165, lorsqu'il dit : « Le » suc de persil convient seulement dans les gonor- » rhées bénignes et dans les cas légers, et seulement » lorsque l'inflammation n'a pas atteint un haut » degré. »

Le suc de persil a été jusqu'à présent peu employé en Allemagne ; on lui a préféré soit le chanvre, soit le persil lui-même élevé à la vingtième ou à la trentième dilution. Dans les journaux homéopathiques publiés en Allemagne, et si riches de

faits, nous n'avons que bien peu d'observations
où ce moyen ait été mis en usage. En voici trois
qui suffiront pour donner une idée exacte du cercle
étroit dans lequel les praticiens les plus habiles ont
cru devoir en restreindre l'emploi.

53e OBSERVATION.

(Dans les Annales de clinique homéopathique de Hartlaub et
Trinks, on lit les deux Observations suivantes; la première, tome 1,
page 571, est du docteur Seidel; la seconde, tome 3, page 303, a été
communiquée par le docteur Schéretz.)

« Un soldat était atteint de gonorrhée depuis huit jours,
» et les symptômes inflammatoires étaient à peu près dis-
» sipés; l'écoulement muqueux était clair et de couleur
» gris blanc; les douleurs peu sensibles après avoir
» uriné, et tout-à-fait nulles pendant le jour; pendant
» la nuit, fortes érections avec un peu de douleur à l'u-
» rètre; une goutte de teinture de persil fit cesser en-
» tièrement les douleurs et l'écoulement pendant le
» jour; il ne resta qu'un suintement imperceptible
» la nuit, qui fut dissipé par une dose de chanvre. »

54° OBSERVATION.

« Gonorrhée depuis huit jours, avec ténesme vésical
» violent et envie fréquente d'uriner, qui ont été traités
» infructueusement par divers moyens allopathiques;
» il y a de plus des picotemens à l'urètre en urinant. Deux
» globules mouillés avec le suc pur de persil guérirent la
» maladie en six jours. »

55ᵉ OBSERVATION.

(Cette Observation est tirée des Archives homéopathiques de
Stäpf, tome 4, 2ᵉ cahier, page 76 ; elle est due au docteur Playel.)

« Un homme robuste de trente-huit ans, d'une santé
» parfaite autrefois, fut atteint d'une gonorrhée il y a
» six ans. Après la cessation des accidens inflammatoires,
» l'écoulement a toujours continué sans aucun change-
» ment depuis lors, quoique le malade ait passé par ce que
» l'on appelle *les grands remèdes*......... Au commen-
» cement de novembre de cette année, il vint réclamer
» mes soins. L'examen le plus scrupuleux me fit recon-
» naître une gonorrhée consécutive, le malade ne s'é-
» tant jamais depuis exposé à une nouvelle infection.
» L'écoulement était tantôt jaune, tantôt comme du
» blanc d'œuf ; souvent il existait un priapisme violent,
» mais sans douleur de la verge ; l'émission de l'urine se
» faisait sans douleur ; souvent le matin, en commençant
» à uriner, il éprouvait une cuisson à peine sensible,
» plutôt même une démangeaison tout le long du
» canal de l'urètre ; souvent dans la journée un cha-
» touillement voluptueux dans l'urètre (comme quand
» une plaie se guérit) ; l'écoulement était si abondant
» que le malade était obligé de changer de linge tous
» les jours. Je lui donnai le matin à jeun une goutte de
» suc de persil mêlée avec l'esprit de vin dans une demi-
» once d'eau. Le premier jour, après la prise, l'écoule-
» ment augmenta du double, et le troisième jour il cessa
» entièrement : par une légère pression de l'orifice de
» l'urètre, il s'y manifestait seulement une petite goutte
» de mucus clair. Le jour suivant on répéta la même
» dose de suc de persil, et depuis ce temps le malade a
» été entièrement débarrassé de ses maux. »

D'après ce petit nombre de faits, on voit combien nos confrères d'Allemagne ont restreint l'usage du suc de persil. Peut-être l'avons-nous étendu à un trop grand nombre de cas ; c'est ce que nous porte à penser la longueur de quelques uns de nos traitemens ; mais il ne résulte pas moins des Observations que nous publions, que dans les uréthrites chroniques le suc de persil est un remède précieux, et qu'il réussit promptement à guérir certaines uréthrites aiguës. Nous pensons donc qu'on peut en étendre l'usage bien plus qu'on ne l'a fait jusqu'à présent. L'attention du praticien devra s'attacher à distinguer et à spécifier les cas où le suc de persil sera plus particulièrement convenable. Cette question sera facilement résolue si on veut se livrer aux seules expériences vraiment concluantes, c'est-à-dire à celles faites sur l'homme en santé.

De nos observations il résulte évidemment que le persil doit être complètement banni du régime alimentaire. Stapf, dans les Archives homéopathiques, tome 2, 1er cahier, page 24, a insisté sur la nécessité de cette proscription ; il s'exprime ainsi : « La vertu médicinale du persil est prouvée par » les guérisons journalières qu'il procure. Le » peuple guérit souvent des rétentions d'urines » et même des hydropisies avec diminution d'u- » rine par le persil, comme je l'ai observé plusieurs » fois. »

Ces propriétés si prononcées du persil sont connues aussi bien en France qu'en Allemagne. Dans nos départemens de l'Est et du Nord, il existe un

vieux quatrain rimé que nos bons aïeux ne man-
quaient pas de réciter gaiement à propos de la
couronne de persil qui entourait la pièce de bœuf :

« Si le mari savait ce que persil lui coûte,
» Il n'y voudrait entendre goutte;
» Si la femme savait ce que persil lui vaut,
» Elle voudrait en semer par journaux. »

On voit par là que l'influence exercée par le
persil sur les organes de la génération était généralement connue ; on n'ignorait pas non plus
celle qu'il exerce sur les voies urinaires, puisqu'on
l'avait classé, dans les matières médicales, au premier rang des *diurétiques* et des *apéritifs*. La re-
nommée populaire dont jouissent certaines substances est peut-être, de toutes les sources de l'ancienne matière médicale, celle qui mérite le plus
d'attention de la part du médecin homéopathe ;
c'est celle d'ailleurs qui trompe le moins souvent;
bien entendu pourtant qu'un observateur conscien-
cieux ne peut la considérer que comme un simple
renseignement, et ne doit croire aux propriétés
médicamenteuses d'une substance que lorsqu'elles
lui sont démontrées par des expériences sur
l'homme en santé.

Dans un moment où le ministre de la guerre
et le conseil de santé demandent à tous les médecins et chirurgiens des hôpitaux militaires la plus
sévère économie, la nouvelle méthode que nous
indiquons ici pour le traitement des uréthrites
devrait, il nous semble, être encouragée et recom-
mandée; en effet, outre l'économie réelle qui ré-

sulte du séjour moins long que les malades font à
l'hôpital, il y en a une autre incontestable, c'est la
suppression de toute dépense de pharmacie. On conçoit en effet que quelques gouttes de suc de persil
ne coûtent absolument rien. Peut-être pourrait-
on, malgré tous ces faits, trouver que les journées
d'hôpital pour les malades que nous avons traités
par le suc de persil, se sont élevées à un prix plus
considérable que pour les autres malades, cela est
vrai; mais cette différence tient seulement aux dif-
ficultés que nous éprouvions pour soumettre nos
malades à un régime convenable. Les alimens
maigres, le laitage, coûtent un peu plus cher que
le bouillon et la viande; mais on conçoit que cette
différence cessera du moment où on fera faire un
bouillon convenable, et qu'alors le traitement par
le suc de persil, sera pour l'administration une vé-
ritable économie, puisque les malades resteront
moins à l'hôpital, et n'exigeront pour guérir aucune dépense de médicamens.

APPLICATIONS

DE

QUELQUES MÉDICAMENS

HOMÉOPATHIQUES

AU

TRAITEMENT

DES

MALADIES SYPHILITIQUES.

Dans cette deuxième partie tous les médicamens que nous avons employés étaient préparés homéopathiquement et portés à la trentième dilution; tous par conséquent ont été donnés à des doses infinitésimales. L'or, le mercure, le thuja, etc., avaient été divisés jusqu'au décilionième, c'est-à-dire qu'un grain de ces diverses substances avait été divisé successivement trente fois de suite par cent, et que la fraction sous laquelle on les a employés doit s'écrire ainsi :

$$\frac{1}{100000000000000000000000000000000000000000000000000000000000}$$

A cet état de division même on ne donne chaque fois, et pour une dose, qu'une très petite partie d'une goutte, $\frac{1}{200}$ ou $\frac{1}{300}$. Ainsi, avec une goutte de la trentième dilution on humecte deux ou trois cents globules de sucre et d'amidon, connus sous le nom de nonpareils; et c'est un, deux, trois de ces globules, auxquels on ajoute un peu de sucre de lait, qui constituent *une dose*. C'est sous cette forme et à cet état de division que tous les remèdes indiqués dans les observations suivantes, ont été employés, et c'est ce que veut dire x. oo. Le o indique le nombre des globules, et le chiffre x la trentième dilution ou le décilionième.

56ᵉ OBSERVATION.

ADÉNITE, ULCÉRATIONS, ABUS DE MERCURE, GUÉRIS PAR L'OR.

Th...., soldat au 25ᵉ de ligne, est entré à l'hôpital militaire de Versailles le 14 avril 1833, atteint depuis dix jours de chancres à la verge, et d'un bubon à l'aine gauche.

Th.... est âgé de 24 ans, brun, cheveux et yeux noirs, taille petite, mince, constitution nerveuse; il n'a jamais eu aucune affection de la peau, et a toujours joui d'une bonne santé; il est né de parens sains, il a été nourri par sa mère, il a été vacciné, il est l'aîné de trois enfans qui se portent bien. Son père est un ancien militaire, lui-même est au service depuis trois ans. C'est la première fois qu'il est atteint de maladie syphilitique.

Dès son entrée à l'hôpital, il a été soumis au traitement commun. Solution de deuto-chlorure de mercure, et friction avec l'onguent mercuriel double répétée tous les cinq jours. Le bubon a été ouvert au moyen de la potasse caustique. Quelques écarts de régime aggravèrent beaucoup cette plaie, une gangrène humide surtout l'agrandit considérablement.

Vers la fin de juin, le chancre de la verge fut cicatrisé, mais la plaie de l'aine resta stationnaire, et conserva toujours un fâcheux aspect. En octobre, une légère coupure faite par le rasoir se transforma promptement en un ulcère de mauvaise nature, rejoignit l'autre plaie, marcha de droite à gauche, envahit tout le pubis, la base de la verge, la partie inférieure du ventre, le tour du scrotum, le pli de la cuisse et une grande partie du périnée jusqu'auprès de l'anus. Tout cela ne formait pas une seule plaie, mais c'était une succession continue d'ulcères arrondis, profonds, grisâtres, à bords rouges, violacés, chagrinés, frangés, très sensibles au toucher, et donnant une suppuration abondante et d'une odeur insupportable. Chacun des pansemens était suivi de plusieurs heures de douleurs vives.

Tous les moyens indiqués par la médecine la plus rationnelle furent successivement mis en usage. Émolliens, antiphlogistiques, onguent mercuriel opiacé, charpie sèche, chlorure de chaux, charbon végétal, cautérisation avec le nitrate d'argent, calomèle, dissolution étendue de sulfate de cuivre, etc., tout fut employé avec un soin minutieux et une persévérance remarquable, sans aucun résultat. Les pansemens avec des plumaceaux de charpie imbibés d'une dissolution étendue de sulfate de cuivre avaient amené au bout de deux mois une cicatrisation presque complète. Il est vrai que le malade avait, après chaque pansement, éprouvé de violentes douleurs, et, chose assez remarquable, dans tous ces ulcères, la cicatrisation s'était opérée en marchant du centre à la circonférence. Tel était l'état du malade au commencement de janvier 1834, lorsque tout-à-coup, et sans cause appréciable, une inflammation vive s'empara des plaies qui restaient, envahit rapidement toutes celles qui semblaient guéries, détruisit toutes les cicatrices, ramena les chancres de la verge, et remit enfin le malade dans un état tout-à-fait semblable à celui où il était l'automne précédent. Cette rechute eut lieu quoique le malade fût soumis aux pansemens les plus convenables. Les chancres avaient même rongé près des deux tiers du gland, et l'on crut un instant que l'on serait obligé de faire l'ablation d'une partie de la verge. Cependant le malade avait fait usage successivement de la solution de deuto-chlorure de mercure, des frictions mercurielles, du sirop sudorifique de M. le baron Larrey, de toutes les tisanes sudorifiques, des pilules de Sédillot, des narcotiques et des toniques à l'intérieur, etc., et tous ces moyens, les préparations mercurielles surtout, loin de guérir ou seulement d'arrêter le mal, semblaient au contraire en hâter les progrès, et après quelques jours de tentatives infructueuses, il fallait en cesser l'emploi.

Le 15 juillet 1834, quatorze mois après son entrée à l'hôpital, voici l'état dans lequel se trouve le malade : il est maigre et fatigué; les douleurs du pansement, de fréquentes hémorragies par les ulcérations de la verge, une suppuration abondante et surtout une inquiétude morale bien naturelle l'ont considérablement affaibli.

Le pubis, le bas du ventre, le pli des cuisses et du scrotum, le périnée, sont couverts de ces nombreuses ulcérations dont nous avons déjà parlé.

Les deux tiers du gland sont détruits par un chancre qui occasionne beaucoup de douleurs et suppure abondamment.

Le malade a constamment la fièvre, son pouls donne de 105 à 110 pulsations par minute. Il dort mal, il a de fréquentes palpitations ; cependant il a toujours conservé un assez bon appétit.

15 Juillet, quart de pain, portion de légumes, riz ou vermicelle au lait, et portion de lait pour remplacer le bouillon. A huit heures du soir on lui donne une première dose d'*aurum* x. o.

16. Picotemens dans les membres, gargouillement dans le ventre vers huit heures du soir.

19. Borborygmes ; les nuits sont un peu meilleures.

21. Une deuxième dose d'*aurum* x. oo. Un quart d'heure après, saignement de nez pendant deux ou trois minutes ; sang noir. Le soir, vers neuf heures, chaleur générale, surtout à la tête et au front ; démangeaison dans l'intérieur des fosses nasales. Vers onze heures, vive douleur dans les articulations des membres, sensation de reptation sous la peau. Picotement d'épingles aux bras et aux jambes.

22. Le malade n'a pas dormi, mais il n'a pas souffert. De minuit à cinq heures il a eu une forte transpiration. Le matin il éprouve une courbature générale.

27. Le malade se sent mieux. Les plaies d'abord enflammées et douloureuses ont pris un meilleur aspect. Elles tendent à se cicatriser. Le sommeil est bon.

29. Troisième dose d'*aurum* x. o.

30. Insomnie sans douleur. Douleur dans les articulations, sensation de reptation ; borborygmes et issue de vents par l'anus.

31 Juillet, la plaie s'améliore, les bords en sont moins durs et moins élevés. Le malade a ressenti une forte chaleur dans toute la tête avec picotement dans les fosses nasales ; à chaque instant il était obligé de se frotter le nez.

5 Août, les deux ou trois nuits qui suivent l'administration du remède sont toujours sans sommeil. Pendant

les autres; le malade a dormi au moins cinq heures chaque fois.

6 Août, un quatrième dose d'*aurum* x. o.

7. Pendant la nuit, et une heure et demie après l'administration du médicament, étourdissement, tête brûlante, picotement dans les fosses nasales, sensation d'un corps étranger; le malade la compare à la présence d'une miette de pain qui le forcerait de se moucher fortement. Transpiration abondante; les plaies ont meilleur aspect : elles se cicatrisent réellement, et cette fois la cicatrisation marche de la circonférence au centre.

13. Une cinquième dose d'*aurum* x. oo. Sept heures après, picotement fatiguant dans les fosses nasales. Sensibilité des plaies.

Depuis vingt-huit jours que le traitement homéopathique est commencé, il y a un changement remarquable. Déjà plusieurs des plus petits ulcères sont cicatrisés, et nous avons pu recueillir sur le bord des plaies de l'onguent mercuriel qui semblait repoussé de l'intérieur. Cette substance grisâtre, qui présente à l'œil tous les caractères de l'onguent gris, soumise à un examen plus attentif, a laissé constater la présence du mercure, et pourtant il y a plus de trois mois que le malade n'a pris de mercure, intérieurement ou extérieurement.

16. Le malade a ressenti comme à l'ordinaire la chaleur de tête, la gêne des fosses nasales, la sensation de reptation sous la peau, et des douleurs dans les membres, qui, cette fois, ne sont venues que quarante-huit heures après la prise du remède.

18. Vives douleurs dans les extrémités et dans les grandes articulations. Quatre selles demi-liées dans la journée. Étourdissemens, picotement dans le nez.

19. Plusieurs selles.

20, 21 et 22. Six selles chaque jour en dévoiement,

précédées de borborygmes. Ces selles ne paraissent pas fatiguer le malade. Les plaies sont belles et marchent vers la guérison.

24. Les garde-robes sont à peu près naturelles.

27. Le malade est content ; les nuits sont bonnes, l'appétit se soutient.

29. Une sixième prise d'*aurum* x. o. L'action de la dernière dose avait été si prononcée, que nous avons cru pouvoir laisser un plus long intervalle ; voilà pourquoi nous avons attendu seize jours ; mais à partir du douzième, nous avons remarqué que les plaies reprenaient leur ancien aspect grisâtre avec leur suppuration de couleur et d'odeur suspecte. Leurs bords rougissaient, etc.

31. Outre les douleurs habituelles qui suivent l'administration de l'*aurum*, le malade a éprouvé cette fois des sueurs abondantes qui ont obligé à le changer de linge et même de draps de lit.

2, 3, 4 et 5 Septembre, deux selles demi-liées chaque jour. La cicatrisation des plaies fait de rapides progrès.

8. Septième dose d'*aurum* x. o. Même sensation que les autres fois. Sueur abondante et ammoniacale qui force le malade à changer de linge ; cette sueur s'est renouvelée pendant toutes les nuits jusqu'au 17 septembre. Il ne reste plus que quelques plaies sur la partie latérale droite du pubis ; toutes les autres sont cicatrisées.

17. Une huitième dose d'*aurum* x. o.

18. Les mêmes sensations générales, sueurs abondantes et d'odeur ammoniacale.

19. Six selles diarrhéiques dans le courant de la journée. Depuis près d'un mois le pouls ne donne plus que 67 à 70 pulsations par minute.

27. Neuvième dose d'*aurum* comme les précédentes.

29. Borborygmes très bruyans ; six selles diarrhéiques ; sueurs abondantes, surtout aux jarrets.

3 Octobre, une dixième dose d'*aurum*.

Encore quelques traces d'onguent mercuriel sur les plaies et sur les cicatrices. Il ne reste plus qu'une très petite plaie dans le pli de la fesse au-dessous du scrotum à gauche.

13. Onzième dose d'*aurum*.

15. Toutes les plaies sont cicatrisées. Le malade n'a plus besoin de pansement.

18. Celui de nous qui faisait le service à l'hôpital est obligé de partir ; mais il a pu s'assurer, avant de s'en aller, qu'il laissait Th... complètement guéri.

10 Décembre, c'est seulement aujourd'hui que Th... a quitté l'hôpital ; il n'a pris aucun médicament depuis le 13 octobre, et pendant ces deux mois nous avons pu nous assurer que sa guérison était aussi solide que complète.

C'est pour ce malade que l'homéopathie fut employée pour la première fois à l'hôpital militaire de Versailles. Il était difficile en effet de la soumettre à une épreuve plus décisive. Un séjour de quatorze mois à l'hôpital, tous les moyens curatifs les plus rationels, l'intérêt marqué de la part de ceux qui lui donnaient des soins, rien n'avait pu, non pas guérir, mais même soulager le pauvre Th... Si de temps en temps sa plaie semblait marcher vers la cicatrisation, si elle diminuait d'étendue, un instant suffisait pour faire renaître l'affection qu'on s'était cru sur le point de guérir. Les remèdes eux-mêmes aggravaient le mal au lieu de le diminuer. Chaque nouvelle tentative pour administrer le mercure, était suivie d'une extrême aggravation dans la plupart des symptômes. Th... était évidemment dans la catégorie de ces malheu-

reux vénériens qui, après avoir employé le mercure sous toutes les formes et à toutes les doses,
finissent par être réputés incurables, et succombent
après de longues souffrances dans un état de ma-
rasme effrayant.

Il était bien évident que la plupart des symptômes présentés par Th... étaient bien plutôt le résultat de l'abus du mercure que de l'affection
syphilitique elle-même. C'était parmi les antidotes
du mercure que le médicament homéopathique
devait être choisi. L'acide nitrique s'offrait d'a-
bord comme le plus puissant; il répondait bien
aussi à la plupart des symptômes, mais il ne con-
venait point à la constitution ni au tempérament
du malade. Ce fut à l'or qu'on donna la préférence.

Le résultat, comme on l'a vu, répondit à notre
attente, et la surpassa même. L'action de l'or fut
si prompte et si marquée que les plus incrédules
n'auraient pu la méconnaître. Supposera-t-on, ce
qu'on est toujours assez porté à faire, quand il
s'agit d'un moyen nouveau, que la maladie, jusqu'alors rebelle à tous les traitemens, ait bien voulu
se guérir d'elle-même? Supposera-t-on que la nature
du pansement et les précautions qu'on y appor-
tait doivent être considérées comme la cause de la
cicatrisation des plaies, quoique ce mode de pansement eût déjà lieu depuis plus de deux mois?
Supposera-t-on encore que le nouveau régime alimentaire auquel Th.... était soumis, ait été la vraie
cause de sa guérison? Supposera-t-on enfin que dans
une affection qui pouvait reconnaître pour cause
l'abus du mercure, l'éloignement de toute prépa-

ration mercurielle ait seul déterminé le succès. Et, n'en doutons pas, toutes ces suppositions seront faites plutôt que d'admettre la puissance des doses infinitésimales, il n'en resterait pas moins à expliquer comment certains symptômes sont revenus constamment après l'administration de chaque dose, et le mieux qui se représentait chaque fois dans la nature des plaies, et s'arrêtait après un certain nombre de jours pour reparaître encore lorsqu'une nouvelle dose avait été donnée; il n'en resterait pas moins à expliquer cette sensation de chatouillement dans le nez, ces épistaxis, ce sentiment de reptation sous la peau, ces sueurs, cette diarrhée qui se trouvent indiqués dans la matière médicale, absolument comme Th... les a ressentis. Et comment expliquer tout cela si le x. o. d'or est absolument sans action. Mais du moment que l'or seul a pu faire naître chaque fois tous ces symptômes, pourquoi lui refuser une action marquée dans la guérison? pourquoi ne pas le regarder comme la seule cause d'une cure qui jusqu'à lui avait semblé impossible?

Dans nos 50 premières Observations les cures ont été obtenues par un remède homéopathique, mais qui n'était pas administré à doses infinitésimales. Deux ou trois gouttes de suc de persil, qu'on pourrait regarder comme une dose bien faible en raisonnant d'après les lois de la thérapeutique ordinaire, forment au contraire une dose énorme, si on la compare à celles dont l'homéopathie fait usage habituellement. Dans l'Observation précédente, l'or a été donné à la dose d'un, deux ou trois centièmes de décilionième de grain, ou, en d'autres termes, à la trentième dilution, et les globules employés avaient tous été préparés par le pharmacien indiqué plus haut. (V. page 6.) Pour tout observateur de bonne foi, ce sont ces globules seuls qui ont amené la guérison d'une affection qui semblait désespérée. Mais comme on ne saurait tirer une conséquence assurée d'un fait unique, et qu'on a vu quelquefois des maladies graves guérir ou par les seuls efforts de la nature, ou par la suspension de moyens intempestifs, nous allons citer quelques autres faits où des doses infinitésimales ont également amené une complète guérison. Dans les deux Observations suivantes, une seule dose de *mercurius vivus* à la 30ᵉ dilution, a suffi pour amener en peu de jours la guérison complète d'ulcères vénériens qui, dans les chances ordinaires les plus favorables, auraient exigé un traitement mercuriel de trente à quarante jours au moins ; car nous n'admettons pas comme possible la guérison des chancres syphilitiques par un traitement externe ou par la cautérisation.

57ᵉ OBSERVATION.

CHANCRES A LA BASE DU GLAND.

Me...., au 6ᵉ de cuirassiers, atteint au commencement d'août d'un chancre à la base du gland, qui s'étend latéralement à environ un demi-pouce de largeur et un pouce un quart de longueur, de droite à gauche. Il est d'un rouge de feu, à bords tuméfiés, relevés et très durs, douloureux au toucher, surtout à chacun des pansemens. Le chancre a paru six jours après l'infection. Me...., dans l'espoir de se guérir, se cautérisa avec l'acide muriatique, mais ce moyen ne fit qu'agrandir la plaie, et lui donna l'aspect que nous avons décrit plus haut. Tel est l'état de ce malade le 3 septembre, jour de son entrée à l'hôpital, un mois après le commencement de son affection. Du reste, sa santé générale est bonne, c'est la première fois qu'il est atteint de maladie syphilitique.

6 Septembre, *mercurius vivus* x. o.

9. Le chancre est presque cicatrisé.

15. Le malade sort complètement guéri. La cicatrisation complète a eu lieu trois jours après l'administration du remède.

58e OBSERVATION.

ULCÈRES A LA VERGE.

Fou..., au 43e de ligne, a été atteint de chancres vers la fin d'août; huit jours après l'infection, trois excoriations qui s'agrandissent rapidement. Le malade entre à l'hôpital le 6 septembre, au dix-huitième jour de son affection. Il a trois chancres, dont l'un surtout a plus de six lignes de diamètre. Ils ont un aspect grisâtre, ils donnent un pus fétide, sont très douloureux au pansement. Le gland et le prépuce sont enflammés.

9. *Mercurius vivus* x. o.

11. Les plaies sont d'un rouge vermeil. La suppuration a diminué et a perdu son odeur fétide.

12. Les chancres sont guéris. Cette cicatrisation a marché avec une rapidité vraiment étonnante.

18. Le malade sort parfaitement guéri. Les cicatrices même ne sont plus apparentes.

Les deux Observations qu'on vient de lire sont certainement des plus convaincantes. Les ulcères syphilitiques ont été bien évidemment guéris par le mercure administré à dose infinitésimale. C'est ainsi que l'homéopathie guérit les maladies vénériennes avec une rapidité étonnante et sans nul danger consécutif, lorsqu'on sait recourir immédiatement au médicament convenable, et qu'on n'a pas à combattre l'influence fâcheuse de médicamens mal choisis ou administrés à trop forte dose. C'est dans des cas semblables qu'on peut dire qu'elle guérit comme l'annonce Hahnemann, *citò*, *tutò et jucundè*.

59ᵉ OBSERVATION.

URÉTHRITE AIGUË.

Des....., au 22ᵉ régiment, atteint d'uréthrite vers la fin de juin; neuf jours après l'infection, difficulté d'uriner, ardeur dans le canal après l'émission des urines; douleur tiraillante et tenaillante dans le canal; écoulement vert, épais et abondant.

18 Juillet, Des.... entre à l'hôpital au vingt-unième jour de sa maladie, il y est soumis au traitement commun. L'usage des boissons émollientes, et de onze potions de baume de copahu, ont seulement diminué un peu l'écoulement sans le faire cesser.

30 Août, *cannabis* x. o.

3 Septembre, l'écoulement paraît diminué.

13 Septembre, suintement aqueux.

15 Septembre, léger écoulement d'un mucus blanchâtre; un peu de rougeur au méat.

23 Septembre, il n'y a plus qu'un léger suintement aqueux transparent.

25 Septembre, un grand bain.

27 Septembre, le malade sort guéri.

60ᵉ OBSERVATION.

URÉTHRITE CHRONIQUE.

Ja..., au 43ᵉ de ligne, atteint d'uréthrite au commencement d'août ; dix jours après l'infection , écoulement blanc, clair, peu abondant ; picotemens dans le canal en urinant.

17 Septembre, Ja... entre à l'hôpital, il y a trente-cinq jours qu'il est malade.

24 Septembre, écoulement blanc, verdâtre, abondant ; phlogose du méat et d'une partie du gland.

25 Septembre, *balsamum copahivæ* x. o.

27 Septembre, l'écoulement a diminué de près de moitié ; absence de douleur dans le canal, érections moins douloureuses, urines blanches et troubles.

29 Septembre, l'écoulement a encore diminué, il est plus limpide, les érections ont cessé.

1ᵉʳ Octobre, l'écoulement reste stationnaire, aucune douleur en urinant, quelques érections un peu douloureuses.

3 Octobre, pour la seconde fois *balsamum copahivæ* x. o.

7 Octobre, l'écoulement diminue avec une rapidité étonnante.

9 Octobre, depuis quarante-huit heures, tous les symptômes ont disparu.

Pour nous assurer de la guérison, nous avons gardé ce malade dans nos salles jusqu'au 17, époque où nous avons quitté le service ; il était alors complètement guéri.

Les deux Observations précédentes prouvent qu'il y a plus d'un moyen homéopathique pour amener la guérison des uréthrites, et que sans compter le suc de persil dont on a vu les heureux effets, on peut arriver à un résultat tout aussi prompt et tout aussi durable par le chanvre et par le baume de copahu préparés homéopathiquement et administrés à doses infinitésimales.

Pour tout médecin qui a eu à combattre des affections semblables, et qui a employé le baume de copahu à fortes doses, malgré la répugnance des malades et les atteintes que ce remède portait à leur santé, c'est sans contredit une indication précieuse que celle que nous lui fournissons, et dont il lui sera facile de vérifier toute l'exactitude.

Dans plusieurs cas d'uréthrite, les observateurs pourront rencontrer quelques obstacles dont il leur sera difficile de se rendre compte. C'est dans l'intention de les prémunir contre cette difficulté qui pourrait les décourager, que nous publions les deux Observations suivantes. On y verra que malgré le bon choix du remède, la maladie, après avoir diminué, résistait ensuite à un traitement convenable, et restait stationnaire. C'est qu'alors elle était compliquée de *psore*, complication qui retarde, il est vrai, la guérison, mais dont l'homéopathie triomphe également.

Lorsque les événemens forcèrent l'un de nous à quitter le service de l'hôpital militaire, nous avions plusieurs malades en traitement pour affections semblables. Plusieurs d'entre eux étaient sur le point de guérir, mais nous n'avons pas voulu les mentionner ici, parce que la cure n'était pas complète au moment de notre départ. Les deux que nous publions suffiront au surplus pour indiquer la marche qu'on peut suivre en pareil cas. On fera bien seulement de ne pas attendre aussi long-temps que nous, et de recourir à la *teinture de soufre,* ou à tout autre *antipsorique* plus particulièrement indiqué, lorsque les premières doses du médicament dirigé contre l'uréthrite n'amèneront pas une cure prompte, et que d'ailleurs le malade aura eu la gale ou toute autre affection qui indique la présence du *miasme psorique.*

61ᵉ OBSERVATION.

URÉTHRITE COMPLIQUÉE DE PSORE.

Mi......, au 2ᵉ de cuirassiers, atteint d'uréthrite à la fin de mai ; deux jours après l'infection, élancemens brûlans dans le canal, douleur dans la moitié supérieure et antérieure du canal en urinant, prurit après avoir uriné, fréquentes envies d'uriner, avec picotemens. Ce malade a subi à l'infirmerie du régiment un traitement avec les boissons émollientes et dix doses de baume de copahu, sans en retirer aucun avantage.

25 Juillet, le malade entre à l'hôpital ; il y a deux mois qu'il est malade.

3 Août, deux gouttes de suc de persil.

6 Août, picotemens plus vifs après avoir uriné ; l'écoulement est plus épais et sanguinolent ; il a lieu surtout quand le malade urine.

10 Août, l'écoulement est un peu moins abondant et assez épais ; urines abondantes et déposant une mucosité blanchâtre et puriforme, picotemens à la fosse

naviculaire, éruptions de boutons rouges, clair-semés, coniques, sur la poitrine, les épaules et le dos; point d'érections. Une seconde dose de suc de persil.

19 Août, l'écoulement a presque entièrement cessé; troisième dose de suc de persil.

26 Août, léger suintement depuis quelques jours.

28 Août, écoulement clair et peu abondant.

29 Août, écoulement épais et blanc.

3 Septembre, écoulement blanc; une quatrième dose de suc de persil.

13 Septembre, même état. Une cinquième dose de suc de persil.

27 Septembre, l'écoulement reste à peu près stationnaire.

29 Septembre, le malade, fatigué de cette persistance de sa maladie, demande avec instance qu'on le soumette au traitement commun; on le met à l'usage des boissons émollientes, et dans l'intervalle de quinze jours environ, on lui fait prendre huit potions de baume de copahu; mais le résultat n'est pas plus heureux, et l'écoulement persiste avec une opiniâtreté désespérante.

Réfléchissant alors que ce militaire est fils d'un père psorique; qu'il a plusieurs dents cariées; qu'en 1832 il est entré à l'hôpital de Lunéville pour des ulcères à la gorge et une inflammation vive des gencives, on se décide à le mettre à l'usage d'un antipsorique.

1er Octobre, l'écoulement est peu abondant, il existe depuis trois mois, et depuis plus de vingt jours il semble stationnaire. On donne *tinctura sulphuris* x. o.

3 Octobre, point de changement.

5 Octobre, l'écoulement paraît diminué.

7 Octobre, le malade affirme qu'il est guéri.

9 Octobre, avec l'attention la plus scrupuleuse on ne remarque plus rien dans le canal.

10 Octobre, même état, aucun suintement, à quelque moment de la journée qu'on le visite.

11 Octobre, le malade sort parfaitement guéri.

62ᵉ OBSERVATION.

GONORRHÉE COMPLIQUÉE DE PSORE.

Ch...., au 7ᵉ chasseurs, atteint de gonorrhée; vingt-quatre heures après l'infection, douleurs qui partent de l'ombilic, suivent le ligament suspenseur de la vessie, et vont se perdre dans le scrotum. Chaleur dans le canal en urinant, et prurit après avoir uriné; écoulement jaune très abondant; urine mêlée de sang et de matière puriforme pendant plus de douze jours. Ch..... a eu trois affections syphilitiques. Il est resté long-temps à l'infirmerie régimentaire sous l'influence de tisanes émollientes et du baume de copahu.

31 Août, le malade entre à l'hôpital, sa maladie date de six mois. L'écoulement n'est pas très abondant, grisâtre, peu épais, mélangé de matières claires et tachant le linge en vert. *Cannabis* x. o.

5 Septembre, l'écoulement est plus clair et moins abondant. Transpiration très abondante aux extrémités inférieures et plus particulièrement aux pieds. Cette sueur a une odeur légèrement alcaline et soufrée. Fréquentes envies d'uriner depuis deux jours; picotemens depuis l'ombilic jusqu'au scrotum et aux testicules. Constipation.

9. L'écoulement a diminué, il est plus clair; les testicules sont douloureux; moins de sueur aux pieds, larmoiement des yeux, coriza léger; hier, sueur générale.

15. Depuis 24 heures, l'écoulement est plus épais. Une nouvelle dose de *cannabis* x. o.

19. Plus de transpiration des pieds, douleur au côté gauche du thorax qui gêne la respiration.

21. Suintement muqueux toujours assez abondant.

23. Peu ou point de changement dans la gonorrhée. Quatre gouttes de suc de persil.

27. L'écoulement qui avait d'abord diminué, semble augmenter depuis vingt-quatre heures.

29. L'écoulement diminue, mais bien lentement.

1er Octobre, toujours un écoulement muqueux. Trois gouttes de suc de persil.

3. Le malade affirme qu'il est guéri, cependant il sort du canal une mucosité de mauvais aspect.

4. L'usage d'un grand bain fait reparaître l'écoulement tout aussi abondant que dans le principe. Le non succès des deux remèdes employés porte à penser que la maladie pourrait bien être entretenue par une cause psorique. En effet, on reconnaît que le malade a eu deux fois la gale, à dix et à vingt-deux ans.

5. D'après cette considération, on donne *tinct. sulph.* x. o. Depuis ce moment l'écoulement diminue sensiblement.

12. Une nouvelle dose de *tinct. sulph.* x. o.

13. Un peu de difficulté pour uriner. En pressant le canal on n'amène plus aucune trace de suintement.

14, 15, 16. Plusieurs fois par jour, et même pendant la nuit, le malade est soumis à différentes visites.

17. Il sort complètement guéri.

Une complication syphilitique bien fréquente et qui, presque toujours, exige un traitement long et douloureux, c'est l'*adénite* ou le bubon. Quelques cas de cette nature ont été par nous traités homéopathiquement; en voici trois Observations qui ne sont pas sans intérêt. Nous en avions beaucoup d'autres en traitement, mais nous avons dû les perdre de vue avant qu'ils fussent guéris.

63ᵉ OBSERVATION.

CHANCRES A LA VERGE ET ADÉNITE.

Bas...., au 43ᵉ de ligne, a été atteint depuis quelques jours de chancres à la verge. Trois jours après l'infection, légère excoriation de l'épiderme à la base du gland, à la face interne du prépuce. Gonflement des glandes de l'aine, avec douleur cuisante. A son entrée à l'hôpital, le 6 septembre, le plus grand des chancres n'a guère que quatre lignes de diamètre.

Bas.... a déjà eu cinq affections syphilitiques.

8 Septembre, le malade se soumet au régime.

10. *Mercurius vivus* x. o.

13. Les chancres ont meilleur aspect, mais l'engorgement de l'aine a augmenté et présente un peu de fluctuation. On y applique la potasse.

17. Les chancres se cicatrisent ; la plaie du bubon suppure.

19. Les chancres qui étaient au nombre de huit sont complètement guéris. La plaie de l'adénite est très douloureuse au pansement.

25. La plaie se cicatrise, mais très lentement. *Acide nitrique* x. o.

27. Le malade ressent des démangeaisons assez vives à la plaie de l'aine. Le matin il a eu deux selles en diarrhée.

29. Le mieux continue.

9 Octobre, la plaie est tout-à-fait cicatrisée. La cicatrice est solide et n'a aucune couleur particulière.

12. Le malade demande avec instance à sortir.

17. Il sort complètement guéri.

64e OBSERVATION.

CHANCRES ET ADÉNITE.

D...., au 1er régiment de hussards, est atteint depuis la fin d'août de chancres situés à la base du gland et sur la face interne du prépuce, occupant les trois quarts de la circonférence de la base du gland. Douze jours après l'infection, sentiment de picotement avec prurit et formation d'un point blanc en forme de vésicule à la base du gland ; ce point s'est agrandi, et il est survenu une multitude de petits chancres, en même temps qu'il paraissait un bubon dans l'aine droite.

9 Septembre, le malade est entré à l'hôpital. Il a déjà eu une gonorrhée en 1833, qu'il n'a pas guérie.

11. D.... est mis au régime.

13. On donne *mercurius vivus* x. o.

15. Les chancres vont mieux ; on applique la potasse sur le bubon.

17. Les chancres sont cicatrisés depuis hier. La plaie du bubon est douloureuse et suppure ; on la panse comme on a fait pour les chancres, avec de la charpie sèche ou légèrement enduite de sérat simple, ou imbibée d'eau de guimauve.

23. La plaie du bubon a diminué.

27. La plaie continue à se cicatriser, mais le malade a de la pesanteur et de la chaleur à l'estomac ; malaise après le repas, chaleur générale, tête lourde et douloureuse, constipation. On donne *aconit* x. o.

29. Tous les symptômes généraux ont disparu. La plaie va bien.

1ᵉʳ Octobre, on donne *mercurius solubilis* x. o. Le malade réclame une augmentation d'alimens.

5. Le mieux continue.

9. La plaie est cicatrisée. La cicatrice a seulement une légère teinte rougeâtre.

11. Le malade demande avec instance à sortir.

13. La cicatrice est naturelle.

15. Le malade sort parfaitement guéri.

65ᵉ OBSERVATION.

ADÉNITE CHRONIQUE.

Cam....., au 22ᵉ de ligne, est atteint depuis plus de six mois d'une adénite ulcérée. La plaie, située dans l'aine, a deux pouces de longueur. Les bords en sont épais, calleux, renversés ; la peau la plus voisine, de couleur violette, est décollée et présente plusieurs points fistuleux qui communiquent avec l'ouverture centrale, et d'où sort un pus fétide, séreux et abondant.

Après un séjour de six mois à l'hôpital de Rouen et un traitement par les diverses préparations mercurielles, Cam.... sortit non guéri et rejoignit son corps.

25 Juillet, à son entrée à l'hôpital, Cam.... est dans l'état que nous avons indiqué plus haut, et on s'occupe de suite de détruire les décollemens par quelques applications de pierre infernale ; il en résulte après quelques jours une large plaie dans l'aine. On administre aussi six doses de deuto-chlorure de mercure et deux frictions mercurielles ; mais ces moyens n'amènent aucun changement, et la plaie, assez vive au moment de la chute de l'escarre, reprend un mauvais aspect, et ses bords tendent à durcir et à se gonfler.

5 Août, on se décide pour le traitement homéopathique ; le malade respire l'esprit de camphre, et on

couvre la plaie avec de la charpie imbibée d'eau de guimauve.

7. *Acide nitrique* x. oo. Depuis ce moment sueurs abondantes chaque fois que le malade dort. Des élancemens qui existaient depuis l'application du caustique ont disparu. L'inflammation a considérablement diminué ; la plaie marche vers la cicatrisation.

13. Une seconde dose d'*acide nitrique* x. o. Sueurs très abondantes pendant la nuit suivante.

17. Les sueurs se sont arrêtées. Il est survenu une douleur vive à la partie interne de la cuisse gauche. La cicatrisation se fait rapidement.

18. Douleur vive de l'aine gauche jusqu'au genou pendant une heure et demie. Douleurs générales dans les deux membres inférieurs.

3 Septembre, la plaie est restée stationnaire depuis une dixaine de jours ; le malade, interrogé, avoue qu'il a fait quelques écarts de régime. Une troisième dose d'*acide nitrique*.

14. La cicatrisation a repris sa marche depuis la dernière dose d'acide nitrique. Aujourd'hui il n'y a plus de plaie, mais la cicatrice est rouge.

19. Aujourd'hui un très léger effort a suffi pour rompre la cicatrice et mettre à découvert un petit clapier qui contenait du pus.

21. Pour la quatrième fois *acide nitrique* x. oo.

23. La plaie se cicatrise de nouveau.

25. On ouvre avec la pointe de la lancette deux petits abcès qui se sont formés.

26. Les plaies se cicatrisent avec rapidité.

27. On ouvre encore un petit abcès.

1er Octobre, on donne *mercurius vivus* x. o.

3. La cicatrice qui, jusqu'au 1er, avait conservé sa

couleur rouge, a considérablement pâli. Les élancemens dans l'aine ont cessé.

9. La cicatrice est absolument de la même couleur que le reste de la peau. Elle paraît d'ailleurs très solide.

11. Le malade demande avec instance à sortir.

16. Il sort complètement guéri.

Ces Observations se ressentent encore de notre peu d'expérience. On y remarquera sans doute que nous avons eu recours à une cautérisation qui n'est rien moins qu'homéopathique. Cette manière d'ouvrir un abcès est si généralement adoptée dans les hôpitaux militaires, que tout malade atteint d'adénite y est soumis à peu près sans exception, et dans les cas cités nos malades n'ont pas été traités autrement; et pourtant que de bubons pourraient être guéris sans suppuration, si on savait leur opposer les moyens convenables. Quoi qu'il en soit, on verra dans nos Observations, et surtout dans la dernière, quelle influence salutaire exercent les plus petites doses homéopathiques lorsqu'elles sont convenablement choisies. C'est surtout ici, quand on est parvenu à fermer les plaies d'un bubon, qu'il faut bien tenir compte de la nature et de la couleur de la cicatrice, et se bien rappeler que la cure n'est ni complète, ni durable, tant que cette cicatrice est tendue, douloureuse, bleuâtre ou rougeâtre, etc. Que de malades sont sortis ainsi, se croyant guéris, qui, au bout de quelques jours, ont été forcés de rentrer à l'hôpital, et à qui on aurait aisément évité cette rechute, si on avait donné une seule dose d'un médicament convenablement choisi !

Quelles que soient les complications d'une affection syphilitique, l'homéopathie offre toujours les moyens de la combattre. L'Observation suivante est fort peu concluante, puisqu'on n'a pas osé recourir tout d'abord à l'homéopathie, et que les moyens empruntés à l'ancienne médecine peuvent très bien suffire pour expliquer la cure.

66ᵉ OBSERVATION.

ÉRYSIPÈLE A LA FACE.

Du...., au 22ᵉ de ligne, a été atteint de chancres à la verge et d'adénite dans les premiers jours de juin. Il était soumis au traitement par les préparations mercurielles depuis vingt-cinq jours, lorsque, sans autre cause qu'un refroidissement de jour et de nuit, survint une fièvre assez intense. Le lendemain on remarqua chez Du.... un érysipèle à la face avec un gonflement tel que le malade ne pouvait ouvrir l'œil gauche. Ce gonflement avec tension, rougeur vive et luisante, et phlyctènes contenant de la sérosité, s'étend jusqu'au front et à l'oreille droite. Le pouls est plein, dur, régulier. Celui de nous qui faisait le service à l'hôpital n'osa pas, dans un cas qui lui paraissait grave, s'en tenir exclusivement aux moyens homéopathiques ; il fit faire une saignée du bras de huit onces, et appliquer le lendemain dix sangsues sur le trajet des jugulaires.

Vingt-quatre heures après, on ne remarqua presqu'aucun changement. Moins effrayé, on se décida à donner *aconit* x. o. Deux heures et demie après, le malade respire avec plus de liberté. Il assure qu'il ressent moins de gêne à la face. La maladie paraît arrêtée. Vers trois heures de l'après-midi on donne *camomille* x. o. A six heures du soir, le malade demande à manger. La nuit est calme. Le lendemain matin, la tuméfaction, l'inflammation, la chaleur avaient considérablement diminué. Le malade demande de nouveau des alimens qu'on lui accorde. Peu de jours après il sort guéri.

Il y a quelques affections que jusqu'à ce jour on a eu l'habitude de regarder comme syphilitiques, et que Hahnemann le premier a attribuées à un miasme particulier. Ce sont les fics, les végétations, les excroissances qui surviennent sur les organes génitaux après un coït impur, quelquefois sans aucun autre symptôme, souvent avec une uréthrite ou des chancres, ou des bubons, mais qui toujours persistent après les traitemens mercuriels les mieux conduits, et ne cèdent qu'à la cautérisation ou à l'excision, quand peu de jours après ils ne reparaissent pas plus forts qu'auparavant. Or, cette affection, à laquelle Hahnemann donne le nom de *sycose*, trouve son spécifique dans le *thuja*, préparé homéopathiquement et administré à la 30e dilution.

67e OBSERVATION.

Ch....., au 43e régiment, atteint depuis le commencement de juillet de neuf végétations ficoïdes sur le prépuce ou près de la couronne du gland. Huit jours après l'infection, il est survenu un bubon dans l'aine gauche, et les végétations désignées plus haut. Entré à l'hôpital d'Auray, Ch.... a été pansé avec du cérat ordinaire et a pris seulement deux doses de solutions chlorurées. Désirant rejoindre son régiment, il obtint sa sortie au bout de quinze jours, lorsqu'il était encore bien loin d'être guéri.

La fatigue de la route qu'il fit à pied augmenta le mal, donna naissance à de nouvelles végétations et à deux chancres vénériens, l'un sur le frein, l'autre sur le prépuce.

7 Septembre, Ch.... entre à l'hôpital ; il y a deux mois qu'il est malade.

12 Septembre, *thuya* x. o.

15. L'ulcère situé sur le frein est cicatrisé.

19. Plusieurs fics sont tombés et guéris. Il en reste encore un gros et deux petits. Pour la seconde fois *thuya* x. o.

23. Les fics sont anéantis presqu'immédiatement après l'administration de la seconde dose.

25. Depuis quatre jours il n'y a plus de traces de fics ou d'ulcération. Le malade prend un grand bain.

27. Il sort complètement guéri.

68ᵉ OBSERVATION.

ADÉNITE. — CHANCRES A LA VERGE. — VÉGÉTATIONS SYCOSIQUES.

Ve...., au 43ᵉ de ligne, est atteint depuis le milieu de juillet d'un bubon, de végétations à la base du gland et de deux chancres sur les côtés du frein ; ces deux chancres sont la suite de l'excision de deux végétations.

Ve..... a eu, depuis son entrée au service, six affections syphilitiques que l'on a traitées par les préparations mercurielles, mais jamais il n'a été complètement guéri, et l'on peut dire qu'il est resté atteint de syphilis depuis le jour où il a contracté la première infection.

5 Septembre, le malade est mis au régime.

6. *Thuja occidentalis* x. o.

9. Les deux chancres sont presque cicatrisés ; un des fics qui s'élevait au moins de deux lignes au-dessus de la peau, a diminué de moitié. Les plus petites végétations ont disparu.

11. Le chancre du côté droit du frein est cicatrisé. Celui de gauche le sera demain. Le gros fic a encore diminué.

13. Le chancre du côté gauche est cicatrisé.

19. Le gros fic semble rester stationnaire. On répète *thuja occidentalis* o. x.

Depuis que le malade est à l'hôpital, les chancres ont été pansés seulement avec de la charpie imbibée d'eau de guimauve, et l'on s'est borné à couvrir le bubon avec des cataplasmes de farine de lin.

L'engorgement glandulaire de l'aine ayant augmenté, on y applique la potasse.

25. La plaie de l'aine est d'un très bon aspect, et l'engorgement a considérablement diminué.

27. La plaie diminue rapidement, c'est à peine si l'on aperçoit vestige du plus gros fic. Tous les autres ont disparu depuis long-temps sans laisser de traces.

29. On donne *acidum nitricum* x. o.

5 Octobre, frissons pendant deux jours.

7. Sueurs abondantes générales ; éruption de boutons rouges.

9. Il n'y a plus de traces de végétation.

13. Le malade demande avec instance à sortir. Il ne lui reste qu'un peu de faiblesse.

17. Il sort complètement guéri.

Voilà toutes les Observations complètes que nous avons pu rassembler. Nous regrettons vivement que les événemens ne nous aient pas permis de continuer et de compléter ce travail. Tel qu'il est cependant, nous avons cru devoir le publier, persuadés qu'il sera utile à tous les praticiens qui voudront appliquer la médecine homéopathique au traitement des affections syphilitiques. Si nous avions pu donner une idée exacte de nos recherches et un tableau fidèle de leur résultat dans un article de journal, nous n'aurions certainement pas eu la prétention de recourir à une impression séparée. Nous sommes les premiers à reconnaître tout ce que notre mémoire a d'incomplet; mais s'il a un mérite quelconque, c'est sans contredit la masse des faits sur lesquels nous avons pu nous appuyer. Or, il ne nous restait pas d'autre moyen pour faire connaître ces soixante-huit Observations.

Tout médecin impartial qui voudra vérifier la supériorité de la médecine homéopathique sur les anciennes méthodes, le pourra sans peine en suivant les diverses indications que nous avons données, et surtout en méditant attentivement l'admirable *Traité des Maladies chroniques*, par Hahnemann. Une fois bien pénétré des préceptes de l'homéopathie, les occasions de les appliquer ne lui manqueront pas, et il lui suffira d'abord d'un petit nombre de médicamens. Avec le *mercurius vivus*, le *mercurius solubilis*, l'*aurum*, l'*acidum nitricum*, le *succus petroselini*, le *petroselinum*, le *cannabis*, le *balsamum copahivæ*, l'*hepar sulphuris*, la *tinctura sulphuris*, et le *thuja*, qu'on se procurera aisément ici à Versailles, on pourra traiter un grand nombre d'affections vénériennes; et si l'on soumet les malades à un régime alimentaire convenable, si on s'adresse à des sujets non encore fatigués par des médicamens donnés à haute dose, si surtout on apporte une attention scrupuleuse dans le choix des remèdes homéopathiques, on opérera les plus promptes et les plus belles guérisons.

FIN.

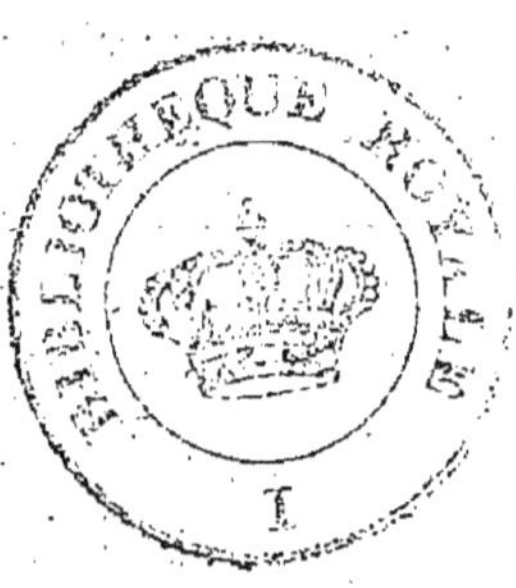